Peter Emmrich

Enzyme
Zündfunken für ein gesundes und langes Leben

Anschrift des Autors
Peter Emmrich M. A.
Hohenzollernstraße 24
75177 Pforzheim

Bibliografische Information der Deutschen Nationalbibliothek

Die Deutsche Nationalbibliothek verzeichnet diese Publikation in der Deutschen Nationalbibliografie. Detaillierte bibliografische Daten sind im Internet unter https://portal.dnb.de abrufbar.

1. Auflage Mai 2018
2. Auflage Januar 2019

ISBN 978-3-925207-39-6

In der Kuhtrift 18, 41541 Dormagen

www.wzgverlag.de, info@wzgverlag.de

Printed in Germany

Peter Emmrich

Enzyme

Zündfunken für ein gesundes und langes Leben

1 Enzyme bestimmen unser Leben

2 Gürtelrose und Pilzinfektionen: Enzyme helfen auf natürliche Weise

3 Naturheilkundliche Möglichkeiten bei Allergien und Störungen der Darmflora

4 Enzyme und Schüßler-Salze bei akuten und chronischen Gelenkbeschwerden

5 Schuppenflechte, Übergewicht und Bluthochdruck: So helfen Enzyme und Schüßler-Salze

6 Probleme im Mund: Mit Enzymen und Schüßler-Salzen auf dem richtigen Weg

Aus großer Verbundenheit dankend meiner Mutter gewidmet

Vorwort

Man kann einen Menschen nichts lehren,
man kann ihm nur helfen,
es in sich selbst zu entdecken.
(Galileo Galilei 1564 – 1642, ital. Naturforscher)

Liebe Leserin,
lieber Leser,

ohne Enzyme würden es auf Erden kein Leben geben und ohne Enzyme auch keine Heilung. Diese Erkenntnis hatte der Apotheker Dr. Hans Niedermaier in die Tat umgesetzt mit seinen kaskadenfermentierten Enzympräparaten. Diese sind gemäß den natürlichen Heilungsprozessen exakt 1 : 1 umgesetzt.

Durch Zufuhr der Enzymbausteine vollzieht der Organismus wieder regulative Prozesse, die er zuvor aus oftmals unerklärlichen Gründen nicht mehr vollständig oder meist ungeordnet umsetzte. Symptome sind vielmehr die ersten Zeichen dieser fehlgesteuerten Abläufe, welche wir bemerken. Diese Symptome formen sich zu Syndromen und diese sind letzten Endes nur Schauplätze von völlig gestörten Zellstoffwechselprozessen, die es gilt wieder zu ordnen.

An den Universitäten werden alle Zellabläufe en detail den Studenten vermittelt ohne ihnen jedoch die Botschaft mit auf den Weg zu geben, dass die wahre Heilung der Organismus vollzieht. All unsere Bemühungen zur Heilung zielen nur darauf ab körpereigene Regulationsprozesse zu mobilisieren, Blockaden zu lösen und Stoffwechselendprodukte auszuleiten. Eine wichtige Institution im lebenden Organismus, ob bei Mensch, Tier oder Pflanze ist der Säure-Basen-Haushalt. Gerät dieser aus den Fugen, so zieht das schwerwiegende Folgen nach sich. Kohlensäure, Milchsäure, Harnsäure sind die drei wichtigsten Säuren, welche auch der Laie kennt. Diese ist der Organismus stets bestrebt auszuscheiden oder zu neutralisieren. Enzyme helfen ihm dabei. Dadurch verschwinden entzündliche Zustände im Gewebe, Schmerzen klingen ab und die Heilung kann wie durch ein Wunder selbst vollzogen werden. Wie dies alles miteinander verknüpft ist, möchte ich Ihnen auf den nachfolgenden Seiten ausführen.

Nun wünsche ich diesem Buch eine rasche Verbreitung unter den Ratsuchenden und Kranken, auf dass sie sich selber helfen können. Geben Sie diese Schrift weiter an diejenigen Menschen, die verzweifelt sind über frustrane Arztbesuche und enttäuscht über misslungene Krankenhausaufenthalte. Mein Anliegen war es in einfachen Worten hochwissenschaftliche Dinge für den Laien verständlich zu formulieren zum Wohle der Menschheit. Ich hoffe ich konnte auch Ihren Horizont erweitern. Möge Fortuna mit Ihnen sein.

Pforzheim, im Frühjahr 2018

Peter Emmrich

Vorwort zur 2. Auflage

Wir können den Wind nicht ändern,
aber das Segel anders setzen.
(Aristoteles 384 – 322 v. Chr., griech. Philosoph und Naturforscher)

Liebe Leserin, lieber Leser,

in weniger als einem Jahr war die 1. Auflage dieses Enzym-Ratgebers restlos vergriffen. So etwas erfreut natürlich den Autor sehr und erfüllt ihn mit Stolz.

Im Praxisalltag erlebe ich es täglich, dass jeder Patient sein eigenes Individuum darstellt und es davon keine Kopie auf Erden gibt. Auch nicht bei eineiigen Drillingen! Obgleich sie sich alle gleichen sind sie nicht dasselbe. Und genauso verhält es sich mit den banalen Erkrankungen wie beispielsweise Bauchweh, Husten oder Rückenschmerzen. Und gerade in solchen Situationen sind die Enzyme uns eine große und zugleich segensreiche Hilfe.

Probieren Sie es mal aus.

Pforzheim, zum Jahreswechsel 2018 / 2019

Peter Emmrich

Inhaltsübersicht

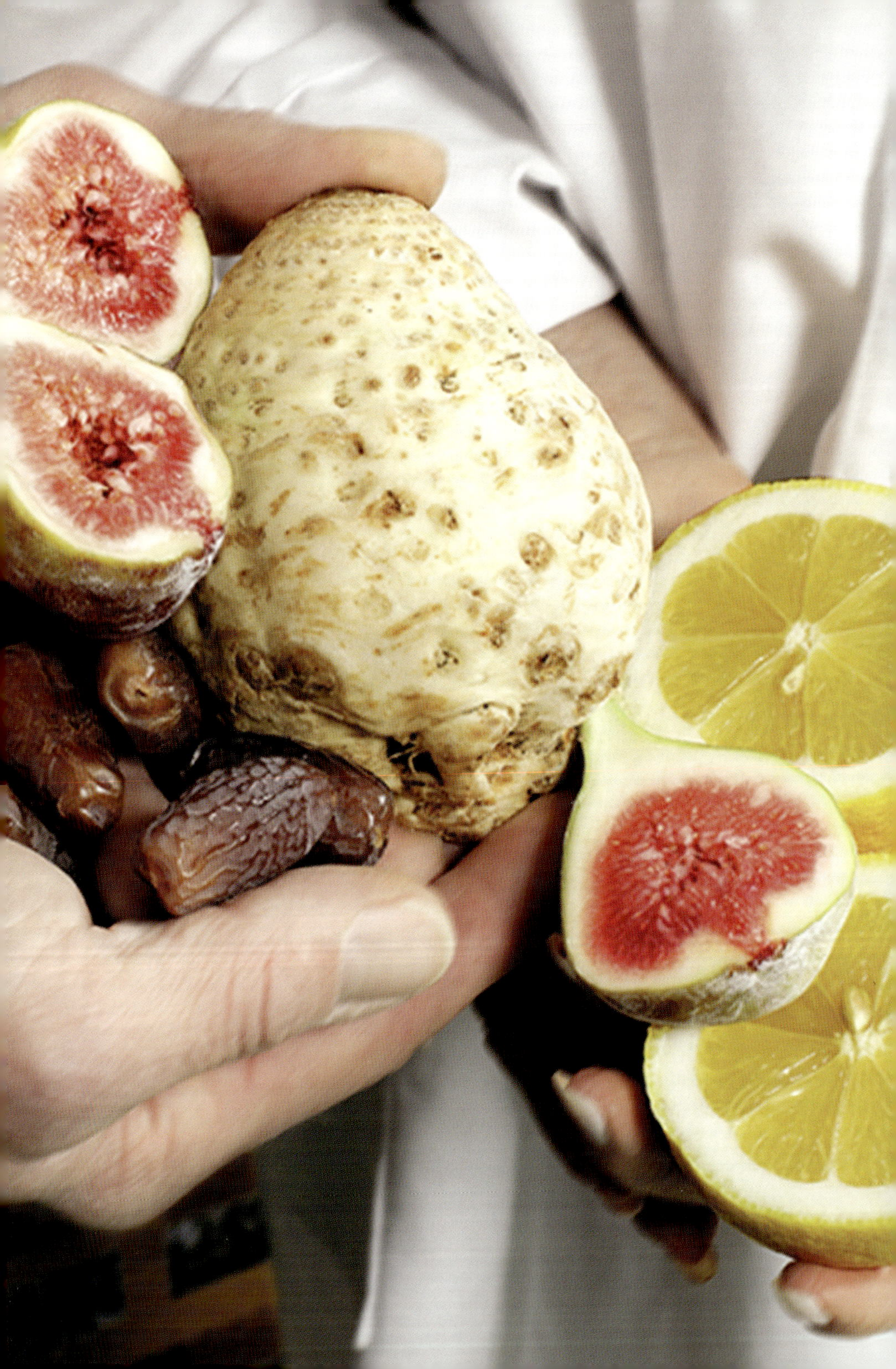

1 Enzyme bestimmen unser Leben

Vielfältige Heilwirkungen und lebenserhaltende Funktionen im Organismus

Biokatalysatoren können die körpereigenen Abwehrzellen mobilisieren und so dazu beitragen, dass selbst chronische Erkrankungen abheilen. Inzwischen werden diese natürlichen Stoffe, auch Enzyme genannt, gezielt und erfolgreich in der Naturmedizin angewendet. Sie können sowohl bei jungen als auch bei älteren Patienten Heilungsprozesse initiieren. Wichtig ist jedoch, dass sie richtig ausgewählt und dosiert werden.

Ich möchte Sie mitnehmen auf eine virtuelle Reise in die Welt der Enzyme. Enzyme sind Eiweißverbindungen, die an allen biochemischen Prozessen im tierischen und pflanzlichen Organismus beteiligt sind. Geprägt hat das Wort Enzym 1878 der deutsche Physiologe Wilhelm Friedrich Kühne (1837 – 1900), der die Verdauung des Menschen erforschte. Der Begriff löst den älteren Namen „Ferment" ab, der von dem französischen Bakteriologen Louis Pasteur (1822 – 1895) eingeführt worden war und sich immer noch in Ausdrücken wie „fermentieren" wiederfindet.

Enzyme sind die Stellschrauben, die jeden einzelnen Lebensprozess steuern. Stellen Sie sich vor, wir bestehen aus 70 Billionen Zellen und jede einzelne Zelle muss funktionieren, damit unser Körper in Balance bleibt und wir uns gesund und vital fühlen. Hinzu kommt, dass für jeden einzelnen Stoffwechselprozess – egal ob in den Organen, in den Blutgefäßen oder der Haut – ein jeweils ganz spezielles Enzym gefordert ist. Selbst jedes genetische Programm basiert auf der Wirkung von Enzymen.

Enzyme steuern das Stoffwechselgeschehen

Enzyme sind also mehr oder weniger die Dirigenten für die richtige Funktion einer jeden Körperzelle. Auch Vitamine und Nährstoffe können ohne Enzyme nicht vom Körper verarbeitet werden. Enzyme sind also die Katalysatoren unseres Lebens. Würden unserem Organismus die Enzyme entzogen werden, so würde er aufhören zu funktionieren und wir müssten sterben.

Wissenschaftliche Untersuchen konnten zeigen, dass im Alter die körpereigene Produktion um bis zu 70 Prozent abnimmt und zwar im Durchschnitt um 13 Prozent pro Lebensjahrzehnt. Das hat zur Folge, dass ältere Menschen, wenn sie sich zu einseitig ernähren, ein Enzymdefizit entwickeln und schneller krank werden oder in einen chronischen Krankheitszustand rutschen, aus dem es nur schwer wieder zu entkommen ist.

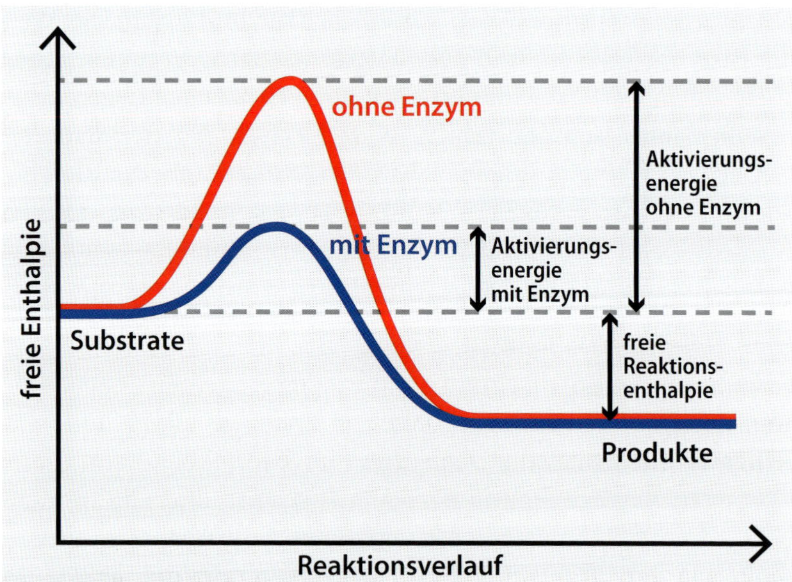

Biochemische Reaktion: Senkung der Aktivierungsenergie durch Enzyme

Bisher hat die Wissenschaft erst ca. 3.000 Enzyme entschlüsselt. Doch bei diesen komplexen Prozessen, die alle lebensnotwendig für unser Bestehen sind, ist die Menge, die der Körper insgesamt benötigt, damit noch lange nicht abgedeckt. Es wird sogar vermutet, dass es über 25.000 verschiedene Enzyme in unserem Körper gibt.

Untersuchungen haben ergeben, dass pflanzliche Enzyme ebenso im tierischen Organismus Wirkung zeigen wie die körpereigenen. Diese pflanzlichen Enzyme fördern zusammen mit anderen Enzymen die Verdauung und die Nährstoffaufnahme aus der Nahrung und tragen dazu bei, körpereigene Reparaturvorgänge positiv zu beeinflussen.

Verdauungsenzyme

Die wohl grundlegendste Aufgabe übernehmen die Verdauungsenzyme. Sie sind dafür verantwortlich, dass die aufgenommene Nahrung in kleine Grundbausteine wie Aminosäuren, Fettsäuren und Zuckermoleküle zerlegt wird. Diese Bausteine werden über die Schleimhäute ins Blut aufgenommen, im Stoffwechsel verwertet oder gespeichert. Es gibt fünf große Gruppen von Verdauungsenzymen:

Peptidasen zerlegen Eiweiße (Proteine) und Eiweißspaltstücke (Peptide) zu Aminosäuren (Einzelbausteine aus denen Eiweiße aufgebaut sind). Peptidasen werden häufig auch, insbesondere wenn sie größere Eiweiße spalten können, als Proteasen, Proteinasen oder proteolytische Enzyme bezeichnet. Peptidasen kommen in allen Geweben und Zellen aller Organismen vor. Man unterscheidet intrazelluläre (die nur innerhalb der Zellen tätig werden und dort beispielsweise Steuerfunktionen im Zellkern übernehmen) und extrazelluäre (die außerhalb der Zelle aktiv sind und u. a. bei der Verdauungsfunktion helfen) Peptidasen.

Glykosidasen bauen lange Zuckerketten (Kohlenhydrate) wie Stärke (Amylum oder pflanzliche Stärke) oder tierische Stärke (Glykogen oder Leberstärke) zu einfachen Zuckermolekülen ab. Beispielsweise die Amylase, welche in der Bauspeicheldrüse (Pankreas) gebildet wird und bei Bedarf in den Darm abgegeben wird, spaltet lange Kohlenhydrate in kleine Zuckerstücke.

Lipasen werden in der Bauchspeicheldrüse gebildet und spalten Fette in Fettsäuren und Glycerin (oder Glycerol = einfachster dreiwertige Alkohol). Lipasen sind in allen natürlichen Fetten und fetten Ölen als Fettsäureester (Triglyceride) vorhanden und spielen eine zentrale Rolle als Zwischenprodukt in verschiedenen Stoffwechselprozessen.

Merke: Amylase und Lipase sind Verdauungsenzyme der Bauchspeicheldrüse. Ein Anstieg dieser Enzyme im Blut kann beispielsweise ein Hinweis auf eine Bauchspeicheldrüsenentzündung sein. Der Normalwert von Amylase im Blutserum liegt bei bis 110 U/l und im Urin bis 460 U/l; bei der Lipase liegt der Blutserumwert bei bis 67 U/l. Eine Analyse der Enzymwerte kann also schon einen Aufschluss über den Gesundheitszustand geben.

Nukleasen zerlegen die Nukleinsäuren, welche aus Nukleotiden (Makromoleküle) aufgebaut sind. Abwechselnde Einfachzucker und Phosphorsäureester bilden eine Kette, wobei an jedem Zucker eine Nukleinbase hängt. Nukleinsäuren bilden neben den Eiweißen (Proteinen), Kohlenhydraten und Fetten (Lipiden) die vierte große Gruppe der Biomoleküle. Ihr bekanntester Vertreter ist die Desoxyribonukleinsäure (DNS oder DNA) genannt, der Speicher der Erbinformation (Zellkern). Neben dieser Aufgabe als Informationsspeicher können Nukleinsäuren auch als Signalüberträger dienen oder biochemische Reaktionen katalysieren.

Laktase spaltet Milchzucker zu Schleimzucker (Galaktose) und Traubenzucker (Glukose oder Dextrose). Galaktose wird als Baustein für die Schleimhäute benötigt, wohingegen Traubenzucker im Körper über die Glykolyse (zentraler Abbauvorgang aller Kohlenhydraten in Tieren, Pflanzen und Pilzen), die oxydative Decarboxylierung (Teilprozess der Zellatmung, der in den Kraftwerken der Zellen, den so genannten Mitochondrien stattfindet) den Citratzyklus (läuft in Zellen, welche Sauerstoff verbrennen können, ab und dient der Energiegewinnung) und der Atmungskette vollständig zu Wasser und Kohlendioxid abgebaut werden kann. Ist dafür nicht genügend Sauerstoff verfügbar, erfolgt der Glukoseabbau anaerob, also ohne Sauerstoff, bis zur Milchsäure (Lactat) durch die Milchsäuregärung und setzt dabei weniger Energie frei. Dies geschieht vornehmlich in den Tumorzellen.

Weitere wichtige Enzyme im Organismus sind beispielsweise das Enzym Laktat-Dehydrogenase, welches in der Leber, den roten Blutzellen und in den Muskeln vorkommt. Erhöht sich die Konzentration von Laktat-Dehydrogenase im Blut, so deutet das auf eine Blutarmut hin. Oder das Enzym Troponin T (TnT) wird vom Herzmuskel bei einem Infarkt in das Blut abgegeben. Ärzte können durch die Menge an Troponin T im Blut Rückschlüsse auf die Schwere des Herzmuskelschadens schließen. Es ist mittlerweile ein wichtiger Laborwert, um den Verdacht eines Herzinfarktes zu bestätigen. Aber auch die Alkalische Phosphatase ist in den Knochen, in der Leber und in den Gallengängen vorzufinden. Das Enzym Gamma-GT kommt im Gehirn, in der Niere und in der Leber vor. Erhöhte Werte beider Enzyme im Blut deuten auf die Erkrankungen der Organe hin, in denen sie ihre Arbeit verrichten.

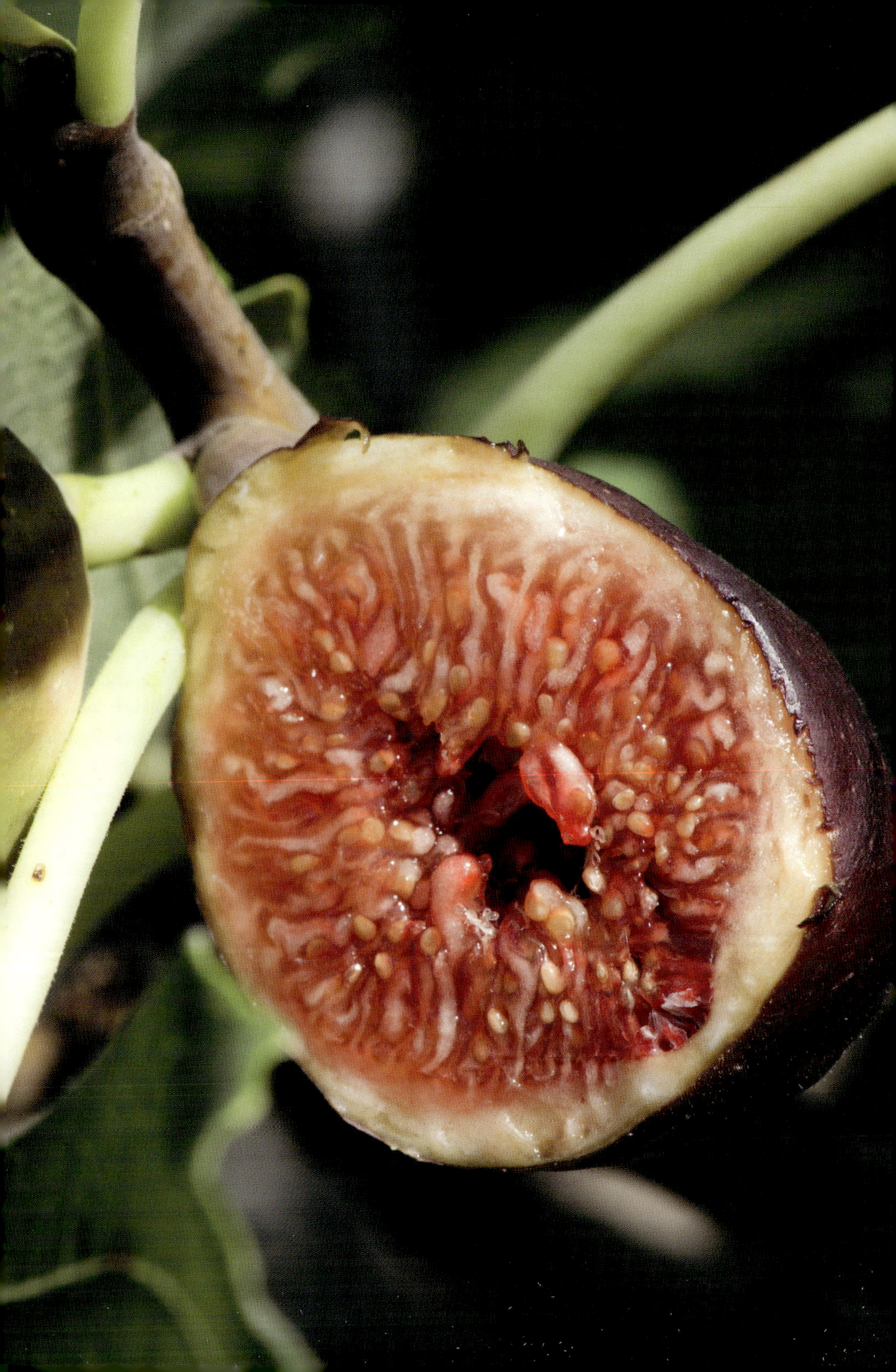

Enzyme aus frischem Obst

Wichtige Enzyme, die der Körper selbst nicht herstellen kann, müssen mit der Nahrung zugeführt werden. Um Enzyme über die Nahrung aufzunehmen, sollten die Lebensmittel frisch und roh verzehrt werden. Werden die Speisen über 54 °C erhitzt, werden alle Enzyme zerstört.

Enzyme, die in frischem Obst und Gemüse enthalten sind, helfen uns unsere Nahrung zu verdauen. Natürliche Enzyme können über Obst, rohes Gemüse, Salat und Nüsse zugeführt werden. Vor allem Bananen, Kiwis, Ananas (Enzym: Bromelain), Papaya (Enzym: Papain), Feigen (Enzym: Ficin) und Äpfel stechen durch ihren hohen Gehalt an Enzymen hervor. Enzymreiche Gemüsesorten sind Brokkoli, Gurken, Tomaten und Zucchini.

Ist die benötigte Enzymmenge nicht vorhanden, wird die Nahrung nicht vollständig verdaut und fängt im Darm an zu faulen und zu gären. Dadurch bildet sich eine starke Gasentwicklung, die oftmals nicht entweicht und starke Bauchkrämpfe und Koliken zur Folge hat. Hier sollten als Akutmaßnahme nun Bitterstoffe aus Löwenzahn- oder Artischockenfrischpflanzensaft mit mehrmals täglich 15 Milliliter am besten vor dem Essen zum Einsatz kommen, um die körpereigenen Verdauungsdrüsen anzukurbeln und die notwendigen Verdauungsenzyme auszuschütten, um letztendlich die Darmausscheidung anzuregen auf dass die Darmgase abgehen. Diese Empfehlung sprach schon vor nahezu 1.000 Jahren die berühmte Äbtissin vom Rupertsberg, Hildegard von Bingen (1098 – 1179), aus.

Feigen sind besonders reich an dem natürlichen Enzym Ficin

Keine Rohkost nach 16 Uhr

Menschen, welche regelmäßig Frischkost zu sich nehmen und eine optimale Funktion der Leber und Bauchspeicheldrüse haben, entleeren ihren Darm zwei bis dreimal täglich. Doch begehen die meisten meiner Patienten unbewusst einen kapitalen Ernährungsfehler, indem sie nach 16 Uhr rohe Speisen zu sich nehmen, wie Salat oder Obst. Ich kann meine Patienten durchaus verstehen, denn zur Mittagszeit sind sie noch im Büro, abends kommen sie heim und bereiten sich den eigenen ökologisch gezüchteten Salat zu, essen ihn und nach dem Essen verspüren sie ein ungewöhnliches Völlegefühl und den Beginn eines Blähbauches. Geht der Betroffene um 22.30 Uhr ins Bett, so hat er, ob Mann oder Frau, das Gefühl im neunten Monat schwanger zu sein.

Meiden Sie daher alles Rohe nach 16 Uhr, auch den gesunden Apfel zur Nacht. Essen Sie am Morgen wie ein Kaiser, mittags wie ein König und abends wie ein Bettelmann, so tragen Sie mit dieser einfachen Regel einen großen Beitrag für eine gute Verdauungsleistung bei.

Nicht unerwähnt sollte bleiben, dass diese Biokatalysatoren auch bei der Herstellung von Getränken und Lebensmitteln eine wichtige Rolle spielen. In unzähligen Gärungsprozessen wandeln Enzyme in Bakterien Zucker in Säure um. Auch das Vergären von Saft zu Alkohol oder die treibende Kraft der Hefe im Brotteig sind auf Enzyme zurückzuführen. Das Wort „Enzym“ bedeutet auch „in der Hefe“. Dadurch wird der Verzehr von Alkohol, Käse, Joghurt und Backwaren erst möglich. In der Käseproduktion werden Proteasen zur Milchgerinnung eingesetzt. Enzyme von Milchsäurebakterien kommen der Produktion von Joghurt zugute. In Brennereien, Brauereien und in der Herstellung von Backwaren werden bevorzugt die Enzyme Amylase und Proteasen eingesetzt.

Ananas-Enzyme gegen Entzündungen

Gerade an Bromelain als einem Enzym aus der Ananas hat man sehr viel geforscht. Man fand schon 1957 heraus, dass sich unter dem Namen eigentlich zwei Enzyme der Cysteinproteasen verbergen. Heute sind zwei weitere Cysteinproteasen aus der Ananas bekannt mit dem Namen Ananain und FB 31.

Bromelain wirkt gerinnungs- und entzündungshemmend, was besonders bei vielen Erkrankungen, die auf eine Entzündung zurückzuführen sind, helfen kann. Dazu zählen Husten, Schnupfen, Heiserkeit, Entzündungen der Stirn- und Kieferhöhlen als auch der Gelenke (Arthritis) oder der Haut (Akne). Darüber hinaus fand man eine Verbesserung bei Diabetes mellitus (Zuckererkrankung), Osteoporose (Knochenschwund), Bluthochdruck und Alzheimer (Demenz, früher oft als „Verkalkung“ bezeichnet).

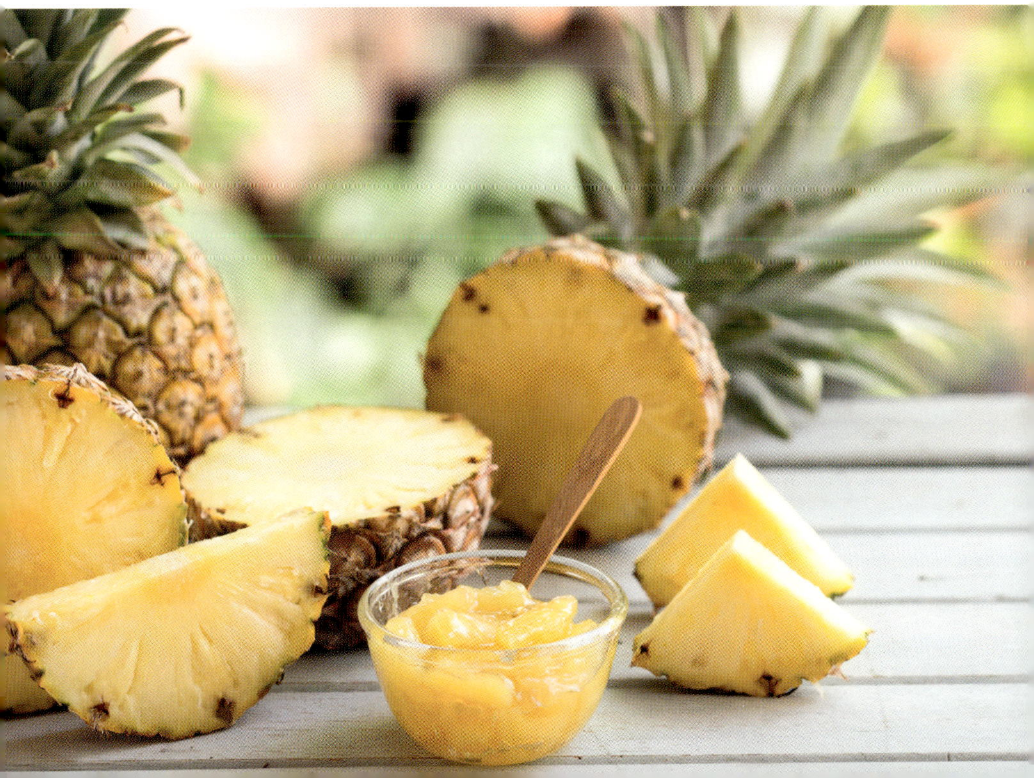

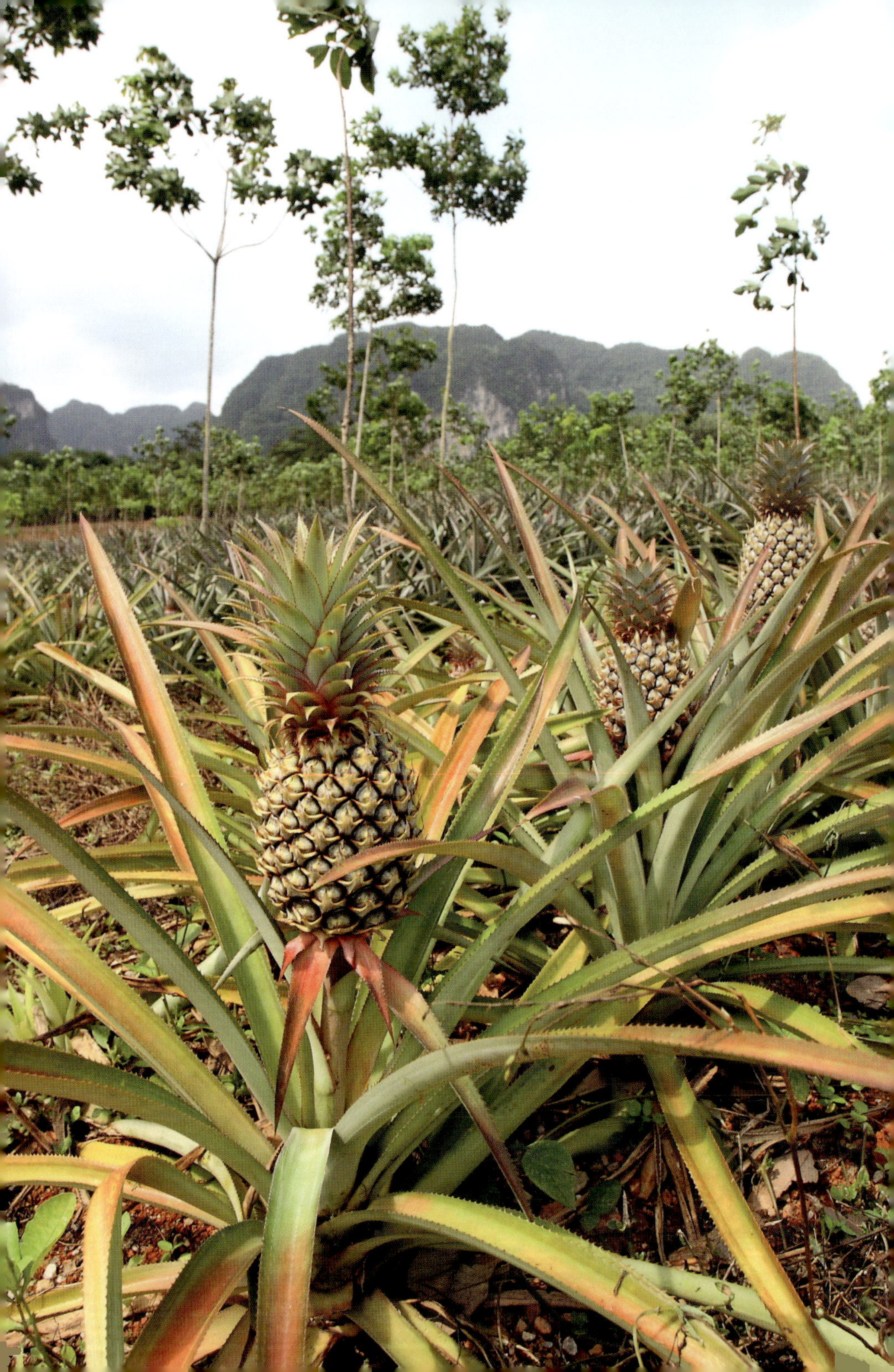

Gerade die Wirkung von Bromelain auf einen hohen Blutdruck versucht man darauf zurückzuführen, dass wohl Entzündungen an der Gefäßinnenwand vorliegen und dadurch das Gefäßlumen enger wird. Folglich kann der Blutdruck ansteigen. Klingt die Entzündung an der Gefäßwand ab geht die Schwellung zurück und der Blutdruck sinkt auf ganz natürliche Art und Weise.

Außerdem helfen die Enzyme der Ananas bei dem Abbau von Eiweißen aus der Nahrung. Die Eiweiße werden in ihre Bestandteile den Aminosäuren zerlegt, welche wiederum für den Aufbau von körpereigenen Zellen benötigt werden.

Man sollte jedoch keine Ananas-Enzyme zu sich nehmen, wenn man an einer Nahrungsmittelunverträglichkeit leidet. Das gilt übrigens für alle anderen Substanzen auch. Gerade bei sportlichen Verletzungen oder nach Operationen, welche mit starken Gewebeschwellungen einhergehen, setze ich mit großem Erfolg Bromelain-Präparate ein wie Phlogenzym mono® oder Bromelain 200 mg / 500 mg Warnke® mit mindestens zweimal zwei bis vier Tabletten. Oftmals, gerade bei gut durchtrainierten Sportlern, kann man auch auf dreimal fünf bis fünfmal fünf Tabletten gehen. Fußballspieler gehen oft aus einem Zweikampf mit einem „Pferdekuss“ am Oberschenkel humpelnd vom Feld. Bromelain bewirkt eine rasche Abschwellung und Resorption des Blutergusses (Hämatom). Aber auch nach operativen Eingriffen im Schädelbereich oder nach Zahnextraktionen (Zahnziehen) lassen die Ananas-Enzyme die Wundheilung rascher vonstattengehen.

Die Ananasfrucht ist reich an Vitaminen (besonders Vitamin C) und Mineralstoffen sowie an Enzymen

Wunderstoff OPC

Feigen sind reich an verschiedenen Enzymen, vor allem an Ficin, das erstmals in Feigen nachgewiesen werden konnte. Ficin ähnelt in seiner Wirkung den menschlichen Verdauungsenzymen Pepsin und Trypsin. Die eiweißspaltende Wirkung des Ficins ist allerdings fünf- bis 20-mal stärker als die des Papains aus der Papaya.

Häufig findet man in den angebotenen Enzympräparaten auch Traubenkern-Extrakt mit den oligomeren Proanthocyanidinen, auch oligomere Procyanidine oder kurz OPC genannt. Dabei handelt es sich um das wohl stärkste bekannte Antioxidans: 20-mal stärker als Vitamin C und 40-mal stärker als Vitamin E. Es verringert Gewebeschäden, stärkt die Blutgefäße, verbessert die Blutzirkulation, reduziert Entzündungen, entgiftet den Körper, vervielfacht die Wirkung von Vitamin C und anderen Wirkstoffen, schützt Gehirn und Nerven und zwingt Krebszellen in den Selbstmord.

Ein rein pflanzliches Präparat aus einem Enzymgemisch von Ananas, Papaya und Feigenfrucht mit Traubenkernextrakt wäre Basis-Enzym® (Synomed). Davon nimmt man morgens und abends jeweils zwei Tabletten mindestens eine halbe Stunde vor der Mahlzeit mit ausreichend Flüssigkeit zu sich.

Möchte man die pflanzlichen Enzyme als Kombipräparat mit den Enzymen der Bauchspeicheldrüse, was bei chronischen Beschwerden des Verdauungs- und Bewegungsapparates als auch zur Unterstützung bei Tumorleiden sinnvoll ist, anwenden, so greift man statt zum ehemaligen Wobenzym® besser zum Karazym® (gleiche Zusammensetzung mit Rutin für die bessere Durchblutung) oder Enzym-Wied®. Hierbei ist die Dosierung für drei Tage zweimal drei Tabletten, danach für Wochen zweimal zwei Tabletten am besten eine Stunde vor oder zwei Stunden nach dem Essen.

In nahezu zwanzigjähriger ärztlicher Tätigkeit habe ich all die Präparate angewendet. Die Erfolge waren teilweise mittelmäßig bis gut, aber nie überragend. Auch in Kombination mit den Schüßler-Salzen oder den homöopathischen Einzelmitteln waren die Resultate zwar deutlich besser, aber der durchschlagende Erfolg blieb aus.

Eines Tages wurde mir ein Enzympräparat vorgestellt, das eine wahre Revolution in meiner Praxis auslöste. Plötzlich verkürzten sich die Heilungsprozesse selbst unter der homöopathischen Therapie, so dass dies meinen Patienten regelrecht auffiel. Das sprach sich rasch in den Kreisen der naturheilkundlichen Patientenschaft herum. Manche meiner Patienten begannen selber neben der Einnahme ihrer Schüßler-Salze oder den

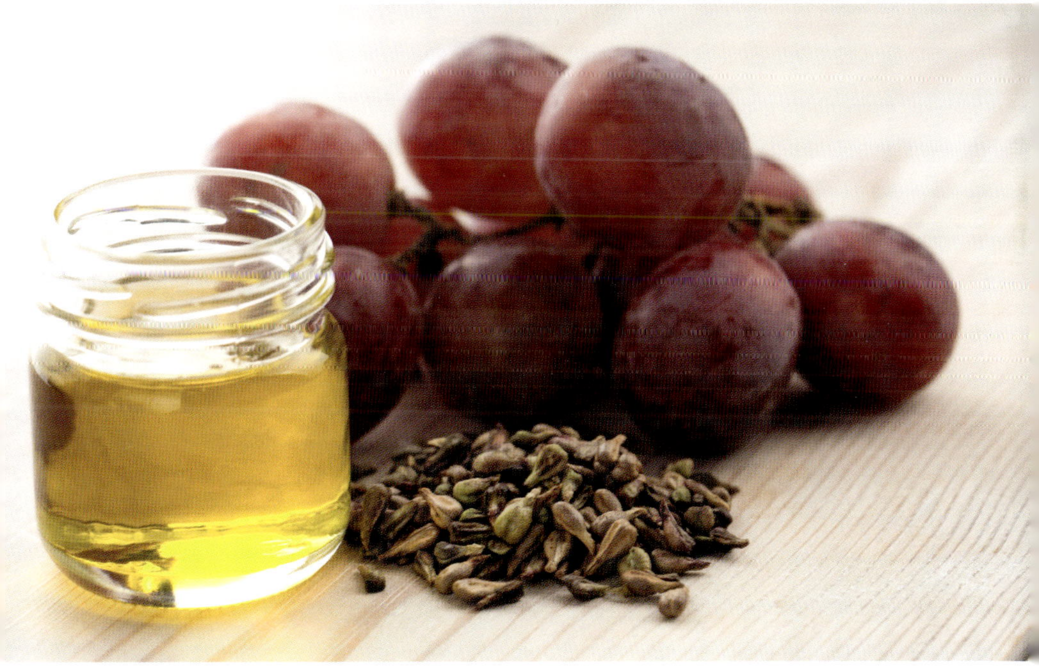

Die in Traubenkernen enthaltenen „Oligomeren Proanthocyanidine" (OPC) schützen vor Allergien, hemmen Entzündungen und stärken das Immunsystem

Homöopathika, die ich ihnen verordnet hatte, dieses Enzympräparat parallel anzuwenden und bemerkten nicht nur in akuten sondern vielmehr bei chronischen Fällen rasche Verbesserungen. Schnell konnte ich also daraus schließen, dass dieses Präparat genau da ansetzt, wo der Mensch krank ist und die Selbstheilungskräfte des Körpers an genau dieser Stelle zu aktivieren vermag. Weitere Therapieerfolge bestätigten mir diesen Ansatz. Das Enzym-Präparat Rechtsregulat® besteht nur aus natürlichen Zutaten in Bioqualität. Ich möchte Ihnen diese besonderen Inhaltsstoffe einzeln vorstellen, doch was alle Früchte und Gemüse auszeichnet und was sie gemeinsam haben sind Vitamine und Enzyme!

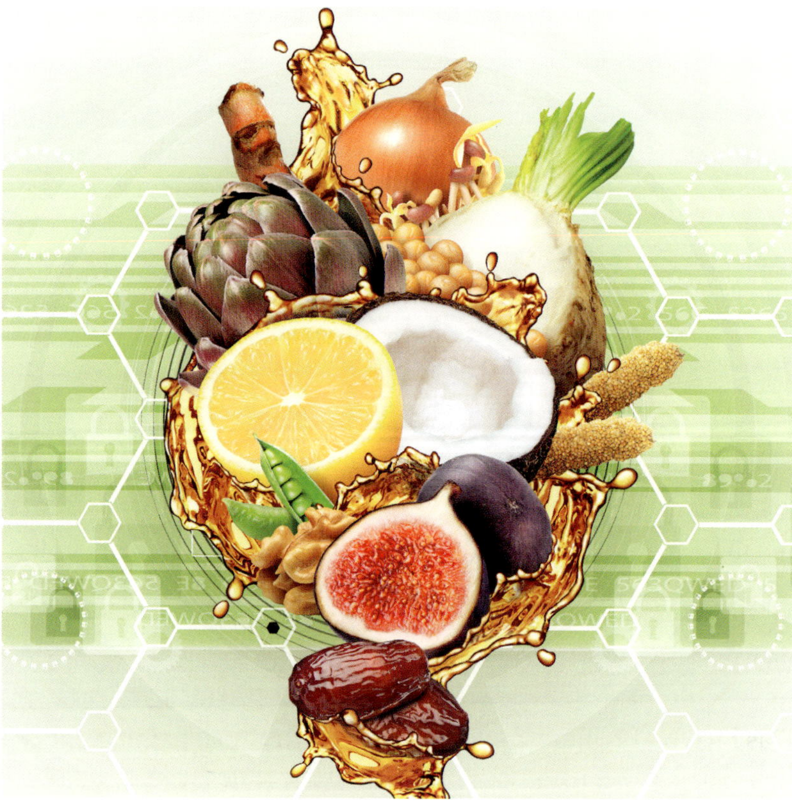

Fantastisch: Enzyme aus fermentierten Früchten und Gemüsesorten

Die Zutaten sind frische und sonnengereifte Früchte, Nüsse und Gemüse aus ökologischem Anbau: Zitronen, Feigen, Datteln, Walnüsse, Sojabohnen, Zwiebeln, Kokosnüsse, Sellerie, Mungo Sprossen, Acerola-Kirsche, Artischocken, Erbsen, Hirse, Curcumin, Safran, eine Gewürzmischung und pflanzliches Glycerin.

Das Geheimnis liegt in dem speziellen Verfahren der Kaskadenfermentation, bei dem die wertvollen Inhaltsstoffe und einzelnen Bestandteile feinmolekular aufgeschlossen werden und schlussendlich energetisiert und in flüssiger Form als Bio-Konzentrat vorliegen.

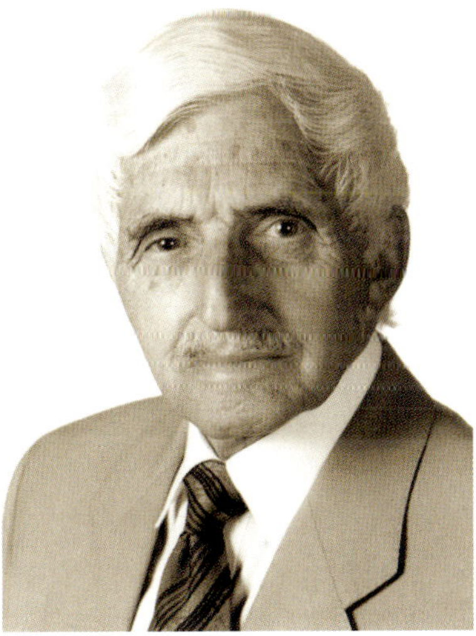

Den Gedanken dazu hatte ein genialer Apotheker namens Dr. Hans Niedermaier (1913–2003). Er schuf ein Präparat, welches ich seither mit großem Erfolg bei meinen Patienten einsetze.

Bei der Auswahl der Zutaten wurden nur Nahrungsmittel verwendet, die bereits für ihre heilende Wirkung bekannt sind. Würden wir täglich diese Zutaten auf unserem Speiseplan stehen haben, so würden wir alle gesund bleiben. Diese Gemüse und Früchte tragen alles in sich, was für ein gesundes und langes Leben notwendig ist. Das Enzym-Präparat Rechtsregulat® ist in flüssiger Form erhältlich und kann sowohl äußerlich als auch innerlich bei den verschiedensten Erkrankungen von Kopf bis Fuß, welche mit einer Entzündung einhergehen, zum Einsatz kommen.

In der Regel nimmt man täglich zweimal einen Esslöffel (10 ml) vor dem Essen ein. Man behält die Flüssigkeit längere Zeit im Mund, damit die Enzyme direkt über die Schleimhaut ins Blut übergehen können.

Bei schweren Hauterkrankungen können mehrmals täglich damit Umschläge durchgeführt werden oder man sprüht die Flüssigkeit 1:1 mit Wasser verdünnt als Spray mehrmals täglich auf die betroffenen Hautzonen.

Ich habe mittlerweile als Biologe, Chemiker und Arzt die Überzeugung gewonnen, dass gerade Enzyme in flüssiger Form die effektivste und sanfteste Form zugleich ist, um erfolgreich zu heilen.

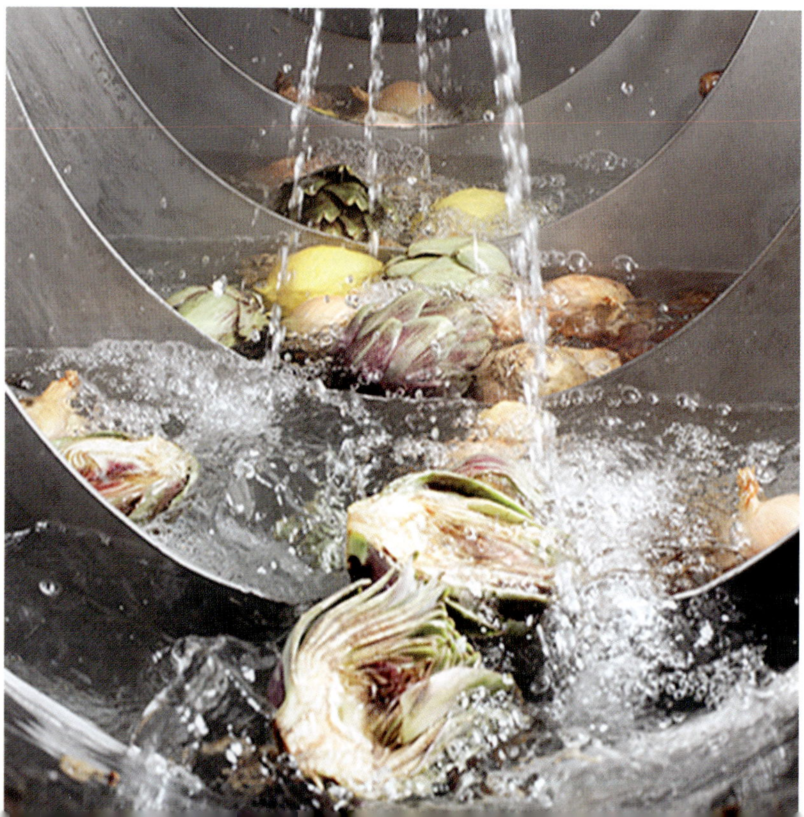

Dr. Niedermaiers Kaskadenfermentation

In jahrzehntelanger Forschung entwickelte der Apotheker Dr. Hans Niedermaier ein mehrstufiges Fermentationsverfahren, welches er 2004 als weltweit einzigartige Kaskadenfermentation patentieren ließ. Dabei imitieren aufeinanderfolgende Teilfermentationen das natürliche Verdauungssystem unseres Körpers. Durch diese dynamisierende Gärungsformel werden alle Zutaten in kleinstmolekulare Bestandteile aufgeschlossen und die wertvollen Inhaltsstoffe hoch konzentriert. Im Gegensatz zu allen anderen einfach fermentierten Produkten steht dieser Enzymaufschluss bereits über die Mundschleimhaut zur sofortigen Aufnahme (Resorption) zur Verfügung (100 prozentige Bioverfügbarkeit).

Und das Besondere dabei ist, dass durch die Kaskadenfermentation alle Zutaten ihr allergenes Potential verlieren, weil sie in kleinstmolekulare Bestandteile aufgeschlossen werden. Aus der Vielfalt der Natur stehen dem Organismus sofort bioverfügbare Inhaltsstoffe zur Verfügung und der Regulations- und Heilungsprozess kann unmittelbar nach der Einnahme starten. Dieser Vitalstoffkomplex gibt dem Organismus die Impulse, seine Selbstheilungskräfte zu aktivieren.

Wichtige Inhaltsstoffe sind: Fermentierte Enzyme (Aminosäuren, Di-, Tri- und Oligopeptide), Polyphenole, Flavonoide, Probiotische Komponenten (Peptidoglycane), Rechtsdrehende Milchsäure und Mineralien. Sehr wichtig für meine Patienten mit Allergien und Nahrungsmittelunverträglichkeiten ist, dass dieses Enzympräparat frei ist von Allergenen und Histamin, Glukose, Saccharose, Laktose, Fruktose, Alkohol, Milch, Gluten und Konservierungsstoffen, also VEGAN!

Deshalb möchte ich Ihnen nun die ersten drei Ingredienzien an dieser Stelle etwas näher bringen:

Vitalstoffreiche Zitronen

Die Frucht des Zitronenbaumes nennt man Zitrone. In deren Schale sitzen zahlreiche Öldrüsen, die den aromatischen Duft verströmen. Schon im 17. Jahrhundert beobachteten Ärzte bei Seeleuten während langer Seereisen die Vitaminmangelerkrankung Skorbut. Der schottische Schiffsarzt James Lind (1716 – 1794) entdeckte den Zitronensaft als Heilmittel für Skorbut und führte weltweit 1747 die ersten klinischen Studien dazu durch. Neben Vitamin C ist die Zitrone reich an den Vitaminen A, B_1, B_2, B_3, B_6, B_{12}, B_{17}, Folsäure, D, E, K, Biotin (Vitamin H), dem essentiellen Nährstoff L-Carnitin und der essentiellen Fettsäure Omega-3, sowie den Mineralien Phosphor, Magnesium, Calcium und Kalium.

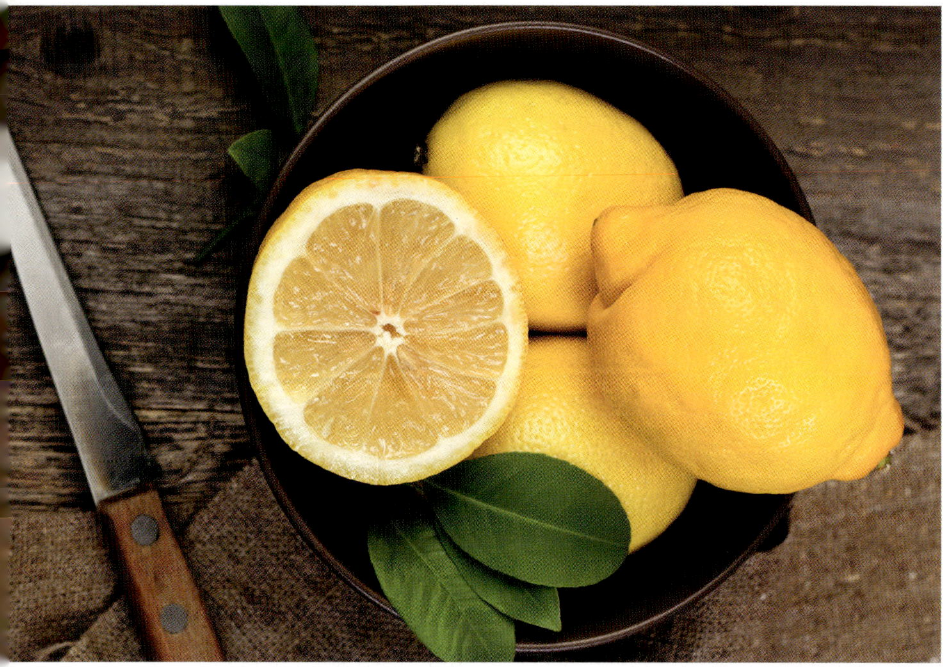

Der schottische Schiffsarzt James Lind wies 1747 die Heilkraft der Zitrone (Vitamin C) bei Skorbut nach

Heilkräftige Feige

Beheimatet war der echte Feigenbaum wohl auf Karien, daher der Beiname „carica", ein kleines Gebiet im Südwesten Kleinasiens, das heute in dem Gebiet der Türkei liegt. Man vermutet dass der Feigenbaum zu den ersten vom Menschen domestizierten Pflanzen überhaupt gehört. Der echte Feigenbaum hat große ledrige, hand- und fingerförmig gelappte Blätter und erreicht eine Wuchshöhe von zehn Metern. Neben Cumarinen, ätherischen Ölen, Polysacchariden und Vitamin C enthält die frische Feige auch Gerbstoffe, Calcium, Eisen sowie das Enzym Ficin, eine Protease, welche Eiweiß abbauen kann.

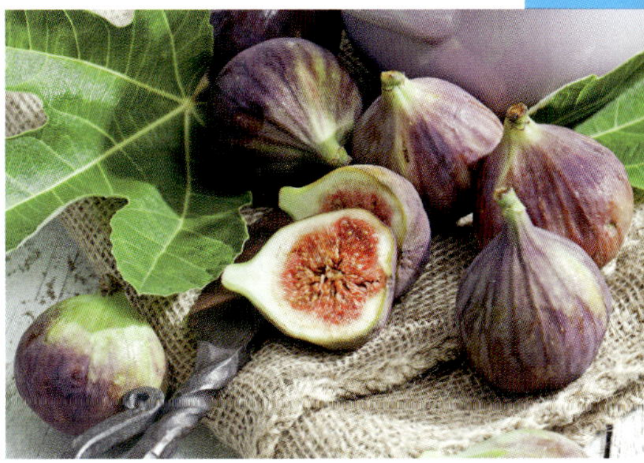

Krebsgeschwür – ein Beleg aus der Bibel

Den ältesten belegten Fall einer Enzymbehandlung mit Hilfe von Pflanzenenzymen aus der Feige finden wir in der Bibel an zwei Stellen: Jesaja, Kapitel 38 und im 2. Buch der Könige, Kapitel 20. Dort heißt es: Als König Hiskia in jenen Tagen auf den Tod erkrankte, begab sich der Prophet Jesaja zu ihm und sagte zu ihm: „So hat der Herr gesprochen, bestelle Dein Haus, denn Du musst sterben und wirst nicht wieder gesund werden." König Hiskia litt an einem Krebsgeschwür. Unter Tränen bat er Gott um seine Heilung. Der Herr erhörte ihn und beschloss ihn durch Jesaja retten zu lassen. Der Prophet vernahm die göttliche Eingebung. Darauf sagte Jesaja: „Bringt ein Feigenpflaster her!" Da holten sie ein solches und legten es auf das Geschwür und er wurde wieder gesund. Der König lebte noch weitere 15 Jahre.

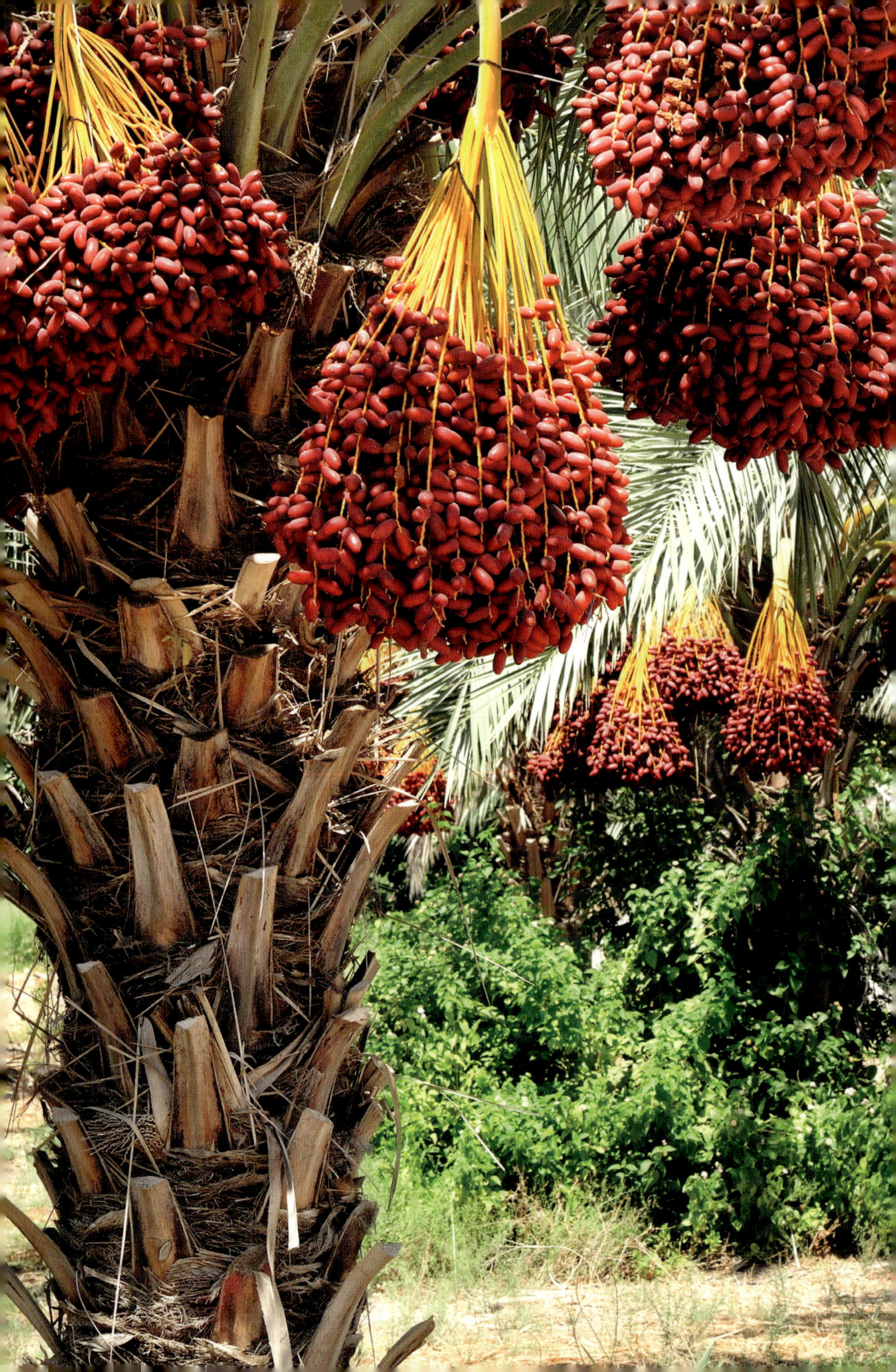

Fantastische Datteln

Die reifen Datteln sind reich an Vitaminen der Gruppe A, B_1, B_2, B_6, B_{12}, Folsäure, C, D und E. Ebenso sind sie reich an Mineralien wie Magnesium, Calcium, Eisen, Phosphor, Kupfer, Zink, Jod, Selen, Mangan. Sie beinhalten zudem essentielle (kann der Mensch selber nicht herstellen und muss diese mit der Nahrung zu sich nehmen) und nichtessentielle Aminosäuren. In hoher Konzentration sind Arginin, Cystin, Histidin, Leucin und Isoleucin, sowie Phenylalanin zu nennen. Neben Enzymen sind sie ebenso reich an Ballaststoffen und diversen Zuckerarten.

2000 Jahre alte Dattelkerne keimen wieder

Die menschliche Nutzung der Dattelpalme kann bis nach Mesopotamien in Vorderasien, der fruchtbaren Kulturlandschaft zwischen den Flusssystemen Euphrat und Tigris zurückverfolgt werden. 1963 fand man bei Ausgrabungen in der Festung Masada, einer ehemaligen jüdischen Siedlung in Israel am Südwestende des Toten Meeres, rund zweitausend Jahre alte Dattelkerne. Im Jahr 2005 brachten Wissenschaftler einen der Keime zum Wachsen. Heute wird diese Pflanze als Judäische Dattelpalme bezeichnet. Sie gilt als Rekordhalter für die altersbedingte Keimfähigkeit.

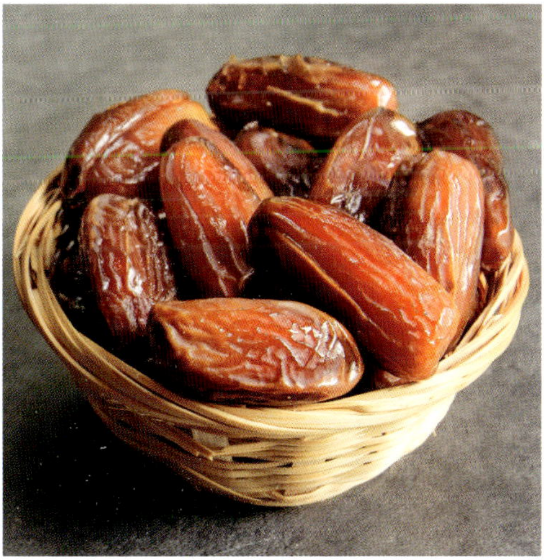

Die Dattelpalme ist eine alte orientalische Kulturpflanze

Chronische Bauchkoliken erfolgreich behandelt

Nun erlaube ich mir, Ihnen einen sehr schwierigen Fall einer 59-jährigen Pianistin vorzustellen. Die Dame war schon mehrfach an inneren Organen operiert worden, ohne dass es ihr besser ging. Immer wieder quälten Sie über Tage und Wochen schlimme Bauchkoliken und keiner fand die wahre Ursache. Sämtliche Schüßler-Salze und homöopathischen Mittel, welche gereicht wurden, linderten oftmals nur für kurze Zeit. Die Dame war am Verzweifeln, da auch die operativen Eingriffe nie eine Verbesserung brachten. Unmittelbar nach den Eingriffen brauchte sie stets sehr starke Schmerzmittel. So ging die ganze Leidenszeit schon über zehn Jahre und ihre Lebensqualität litt sehr darunter. Sie nahm immer weniger an gesellschaftlichen Ereignissen teil und entwickelte zusehends eine depressive Verstimmung.

Mehr als 15 Ärzte hatte sie mittlerweile konsultiert – ohne dauerhafte Besserung oder gar Heilung. Nun wurde sie mir eines Tages in die Ordination gebracht. Ihr Sohn kam mit in Begleitung und schilderte den Leidensweg seiner Mutter. Ich untersuchte die Dame und stellte über die chinesische Pulsdiagnose eine Energieblockade im Darm und Lymphsystem fest. Die Laborwerte zeigten einen Vitamin B Mangel und es lag ebenso ein Mangel an den Mineralien Selen und Magnesium vor. Neben einer vollwertigen Ernährung unter Weglassen glutenhaltiger Nahrung empfehle ich drei Paranüsse täglich, da sie sehr selenhaltig sind. Selen braucht jede Körperzelle zur Aktivierung der Glutathionperoxidase, einem Enzym um Zellgifte auszuscheiden. Dazu verordnete ich das homöopathische Mittel aus der Rinde eines westafrikanischen Baumes namens Okoubaka D6 mit dreimal fünf Globuli täglich, zur Aktivierung der Darmschleimhaut. Sollten Krämpfe auftreten, so kann sie fünfmal fünf Tabletten des Schüßler-Salzes Nr. 7 Magnesium phosphoricum D6 über den Tag verteilt lutschen oder in warmem Tee auflösen.

Als Teemischung empfahl ich ihr Anis-Kümmel-Fenchel drei Tassen täglich. Und selbstredend das Rechtsregulat® mit zweimal zehn Milliliter (Esslöffel) vor dem Essen – längere Zeit einspeicheln. Nach sechs Wochen kam die Rückmeldung. Seit vier Wochen keine Bauchkrämpfe mehr gehabt. Nach einem viertel Jahr kam die telefonische Meldung: So gut wie seit Jahren nicht mehr. Mehr Kraft und geistige Leistungsfähigkeit, dass sogar ihre beste Freundin staunte, welchen Schwung sie wieder hat. Und nach nahezu acht Jahren gab die Dame erstmals wieder ein Klavierkonzert vor ausverkaufter Halle. Sie war von meiner Behandlung und dem Enzympräparat Rechtsregulat® restlos begeistert.

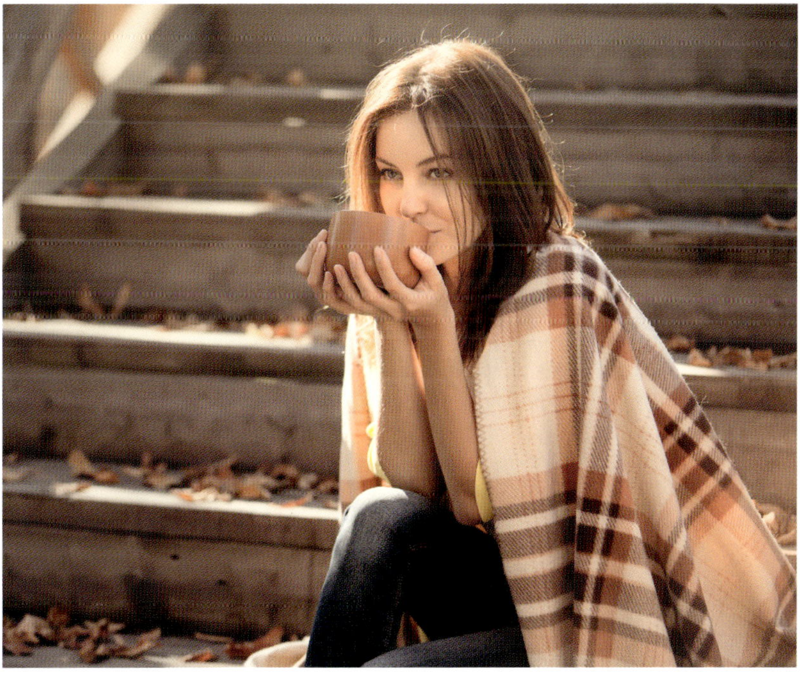

Eine Teemischung aus Anis, Kümmel und Fenchel wirkt entspannend

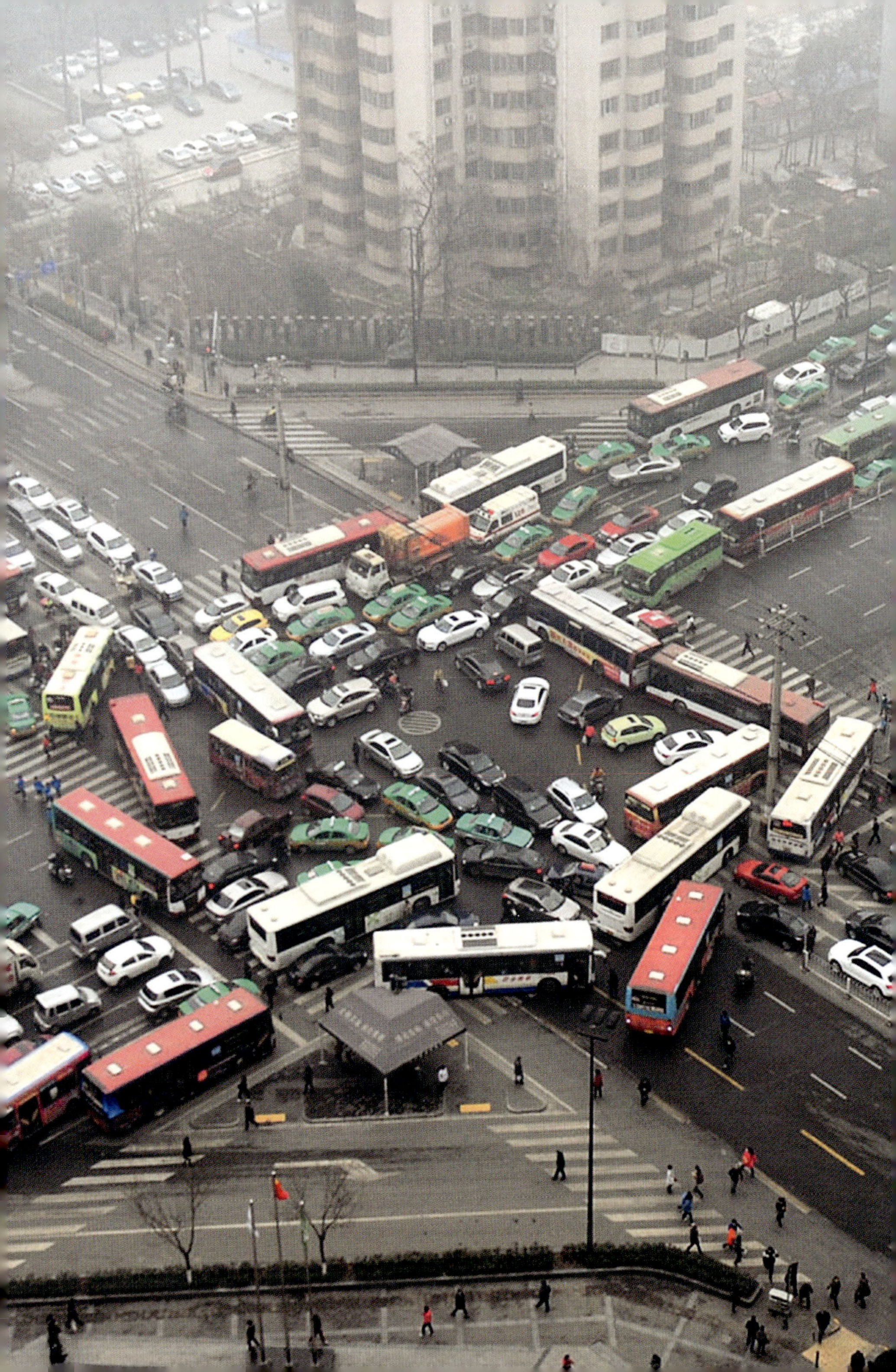

2 Gürtelrose und Pilzinfektionen: Enzyme helfen auf natürliche Weise

Enzyme lassen uns überleben. Ohne diese natürlichen Substanzen wäre Leben in der Natur unvorstellbar. Kommen Sie mit auf eine interessante Reise in die Welt der Enzyme. Lernen Sie verstehen, wie die Enzyme wirken und welche ungeheure Heilkraft sie in sich tragen. In gut unterrichteten naturheilkundlichen Kreisen werden Enzyme schon seit vielen Jahrzehnten erfolgreich angewendet zum Wohle von Mensch und Tier.

Bestimmt können Sie sich an den Fall der 59jährigen Pianistin erinnern, welche mehrfach operiert wurde ohne eine wesentliche Verbesserung zu erzielen. Erst ein flüssiges Enzympräparat (Rechtsregulat®) brachte die Wende. Ich bekam einige Anfragen aus der Leserschaft hinsichtlich dem Verständnis, warum die Anwendung des kaskadenfermentierten Regulats die Heilung initiierte. Und da ich der Meinung bin, dass alle Leser davon einen Nutzen haben, möchte ich Ihnen hier meine Erklärung liefern.

Enzymmangel oder Regulationsstörung?

Liegt im Organismus, ob bei Mensch oder Tier ein Enzymmangel eines einzelnen Enzyms vor, so lässt sich das Defizit leicht dadurch ausgleichen, indem das Enzym von außen dem

Ein plakatives Beispiel für eine Regulationsstörung ist die Situation an einer Straßenkreuzung, an der die Ampeln ausgefallen sind und der Verkehr nicht mehr geregelt wird.

Körper zugeführt wird. Die Folge ist das Verschwinden der Beschwerden, bestenfalls, dass sich im Organismus dadurch solch eine Heilkraft entwickelt, welche die zuständige Enzymdrüse in die Lage versetzt optimal zu arbeiten, um letztendlich genügend von dem Enzym herzustellen. Folglich ist keine weitere Enzymzufuhr von außen mehr notwendig. Diese Situation könnte man beispielhaft auch mit einer Ampel, die an einer Kreuzung auf „rot" steht, vergleichen. Es bildet sich an ihr eine riesige Autoschlange.

In der anderen Richtung, dort also wo die Ampel auf „grün" steht, fließt der Verkehr optimal. Was muss getan werden? Ganz klar: Hier muss die defekte Elektronik repariert werden und dann springt die rote Ampel wieder auf grün und der Stau löst sich auf.

Was aber geschieht bei einem Autounfall auf einer Kreuzung? Hier kommt es auch zu einem Verkehrsstau, aber in alle Richtungen. Und dabei ist es ganz egal was die Ampel zeigt. Was hier benötigt wird, sind ein oder mehrere Rettungswagen, vielleicht die Feuerwehr, um eingeschlossene Menschen aus ihren Fahrzeugen zu schneiden oder um ausgelaufenes Benzin auf der Straße zu binden und die Polizei, um den Unfallort zu sichern oder gar noch ein Rettungshubschrauber um Schwerverletzte in die nächste Klinik zu fliegen. Später benötigt man sicherlich den Abschleppwagen, um die demolierten Autos zur Reparaturwerkstätte oder gleich auf die Recyclinganlage zu fahren.

Regulation steht an erster Stelle

Was jedem klar sein sollte: Eine einfache Maßnahme wie die Elektronik zu reparieren, reicht bei weitem in solch einem Fall nicht aus. Hier muss gezielt reguliert und koordiniert werden und das ist genau der grandiose Vorzug von dem bereits erwähnten Enzympräparat, denn es übernimmt diese ganzen Funktionen im erkrankten Organismus. Und nun versteht hoffentlich jede Leserin und jeder Leser, dass mit einem normalen Enzympräparat ein chronifiziertes und oftmals blockiertes Krankheitsbild niemals behoben werden kann. Hier müssen gleichzeitig die unterschiedlichsten Bereiche angesprochen werden, analog Rettungswagen, Feuerwehr, Polizei, Rettungshubschrauber und Abschleppwagen. Und das ist die Leistung der kaskadenfermentierten Enzyme.

Nachdem ich das den Menschen, die mich danach gefragt haben, so elegant erklärt habe, sind sie restlos von dem Enzympräparat begeistert, denn sie spüren es am eigenen Leib. Aber auch hier müssen wir ehrlicherweise sagen, dass es nicht innerhalb zwei Wochen bei allen Patienten zu einer deutlichen Besserung kommt. Die meisten meiner chronisch kranken Patienten benötigen im Durchschnitt fünf bis sechs Wochen bis sie unter der Anwendung des Enzympräparats eine deutliche Veränderung an und in ihrem Körper verspuren. Daher empfehle ich auch von vorne herein eine Zehn-Wochen-Kur. Mit einer Tagesdosis von zweimal zehn Milliliter reicht eine 350 ml Rechtsregulatflasche genau 17,5 Tage. Vier Flaschen reichen für 70 Tage und das sind nach Adam Riese exakt zehn Wochen.

Beschwerden nach einer Antibiose oder Cortisontherapie

Immer wieder kommen zu mir Patienten in die Ordination, welche oftmals ein Antibiotikum wegen einer bakteriellen Infektion haben nehmen müssen. Und bei einer gezielten Nachfrage lässt sich in Erfahrung bringen, dass sie sich seit dieser Einnahme nicht mehr richtig gesund gefühlt haben. Auch hier helfen die Enzyme mit einer regelmäßigen Anwendung von täglich zweimal zehn Millilitern am besten vor dem Essen.

Ebenso bringt das bereits erwähnte Enzympräparat bei jenen Patienten eine Wende, die eine Cortisontherapie über Monate oder gar Jahre durchführen mussten. Dasselbe gilt auch bei Tumorpatienten, welche unter einer Chemo- oder Strahlentherapie stehen. Innerhalb weniger Tagen verschwindet die ausgeprägte Schwäche und Übelkeit dieser Patienten unter der Anwendung des Rechtsregulatpräparates mit bis zu viermal zehn Milliliter täglich und sie verspüren mehr Kraft und unter Umständen frischen Lebensmut.

Keine Enzyme während einer Chemotherapie?

Leider gibt es immer noch viele Fachärzte, die den Patienten abraten, während einer Chemo- oder Strahlentherapie irgendwelche Enzyme begleitend zu nehmen. Ich darf Ihnen dazu Heike, eine 34jährige Patientin, mit einem Eierstockkrebs vorstellen. Sie hatte während der Zeit von Operation und Chemotherapie mehr als zehn Kilogramm Gewicht abgenommen. Tagelang litt sie unter Übelkeit und musste sich mehrmals am Tag übergeben. Ich habe die Erfahrung durch genaue Beobachtung an meinen Patienten gemacht, dass mitunter gute bis sehr gute Resultate bei solchen chronischen Krankheiten erzielt werden

Dr. Nebels Lösung bei Chemo- und Strahlentherapie

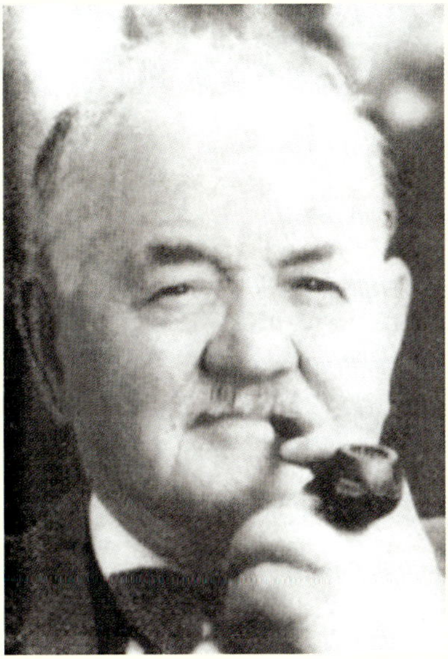

Dr. med. Antoine Nebel (1870 - 1954) war in der Schweiz, genauer gesagt in Lausanne als homöopathischer Arzt tätig und hat ein homöopathisches Drainagemittel kreiert, welches geradezu ideal ist, um während einer Chemo- oder Strahlentherapie angewendet zu werden.

Diese Mischung besteht aus sechs Komponenten, die da heißen: China D6 (Chinarinde des Chinarindenbaumes - zur Kräftigung des gesamten Organismus), Ceanothus americanus D6 (Säckelblume - Abwehr stärkend), Crataegus D6 (Weißdorn - Herz- und Kreislauf stabilisierend), Hydrastis canadensis D6 (Kanadische Gelbwurz - beseitigt Schwäche), Taraxacum officinale D6 (Löwenzahn - die Leber aktivierend), Solidago virgaurea D6 (Goldrute - die Niere stärkend) ana 10 ml aqua ad 100 ml.

Von der Mischung nimmt man dreimal fünf bis sechsmal zehn Tropfen bis eine deutliche Besserung auftritt. Jeder Apotheker kann diese Mischung herstellen. Die homöopathischen Mittel regulieren an der Zellwand auf sanfte Art und Weise, wohingegen die Regulatlösung den Organismus optimal mit kaskadenfermentierten Enzymen durchflutet auf dass ein Heilungsprozess initiiert wird.

können, wenn parallel zur Behandlung Rechtsregulat® und die Nebelsche Lösung verabreicht wurde.

Uns muss auch hier immer wieder klar werden: Die Heilung vollzieht ganz alleine der Körper selbst. Wir können ihn nur in seinem Heilbestreben unterstützen. Aber es ist auch gerade bei den Tumorpatienten wichtig, dass die Zelltrümmer, welche unter einer Chemo- und Strahlentherapie infolge Zelluntergang der Tumormassen anfallen, vom Organismus abtransportiert und ausgeschieden werden. Und auch hier bringt das Enzympräparat eine Verbesserung der Gesamtsituation, so auch bei Heike. Innerhalb vier Wochen haben sich ihre Blutwerte deutlich gebessert, sie hatte wieder mehr Kraft und Lebensmut und sie erzählte allen ihren Mitpatienten in der Klinik von ihren Erfahrungen mit dem Enzympräparat und der Nebelschen Ausleitung.

Mittlerweile sind über fünf Jahre rum und Heike hat zu unserer aller Freude soweit alles bestens überstanden. Sie leitet mittlerweile eine Selbsthilfegruppe für Frauen und gibt dort ihre Erfahrung an Betroffene weiter und bekommt oftmals Dankeskarten, in denen ihr die Menschen ihre Erfolgsberichte zusenden und glücklich davon berichten, wie sie das Wissen weitergeben. Genau dieses Weitergeben von positiven Erlebnissen bringt wieder einen Hoffnungsschimmer in die Herzen der Kranken und verzweifelten Seelen. Und dann kommt ein wohliges Gefühl in Heike auf gemäß dem Wahlspruch der Pfadfinder „Be prepared – sei vorbereitet“! Denn die Pfadfinder möchten auch jeden Tag eine gute Tat vollbringen. Und einen guten Rat weitergeben ist wirklich eine gute Tat. Oftmals ist Krankheit nur ein Informationsproblem. Im Internet steht viel und meistens verwirrt es den Suchenden mehr als dass es nützt.

Natürliche Anti-Pilz-Therapie

Durch die Bank weg leiden viele Patienten unter Mykosen. Darunter versteht der Fachmann eine Pilzinfektion mit beispielsweise Candida albicans, einem Hefepilz. Diese kann innerlich sein und massiv das Immunsystem schwächen oder sie tritt sichtbar an Haut und Schleimhäuten des Magen-Darm-Traktes und Urogenitaltraktes auf. Beim Säugling spricht man von einem Soor im Mundraum oder einer Windeldermatitis, also einer Pilzinfektion im Windelbereich. Erwachsene haben bevorzugt in Hautfalten eine Candida-Pilzinfektion. Das ist bei den Frauen häufig unter der Brust und bei beiderlei Geschlecht in der Pofalte oder im Genitalbereich.

In den meisten Fällen wird ein Anti-Pilz-Mittel z. B. der Wirkstoff Nystatin® vom Arzt oder Apotheker empfohlen und da es nur lokal wirken soll hat es deshalb kaum Nebenwirkungen. Doch stimmt das wirklich? Nicht selten leiden Patienten, welche Nystatin® innerlich anwenden unter Übelkeit, Durchfällen und Erbrechen. Aber es kann auch zu Hautausschlägen und Nesselfieber kommen. Und gerade immungeschwächte Patienten (AIDS-Erkrankte, Patienten unter Chemo- und Strahlenbehandlung oder während einer Antibiotika-Gabe) bekommen oftmals rein prophylaktisch um das Risiko einer Pilzinfektion zu senken, vom Arzt oder Heilpraktiker Nystatin® verordnet.

Davon möchte ich dringend abraten, da es mittlerweile eindeutige Hinweise gibt, dass es nystatinresistente Pilzmutanten gibt. Ich verweise auf das Enzympräparat (tgl. 2 × 10 ml längere Zeit im Mund einspeicheln und dann erst schlucken) in Kombination mit Heilerde (2 × tgl. 1 gehäufter Teelöffel am besten in Wasser oder Tee aufgelöst unmittelbar vor dem Essen) und einem Oreganum-Präparat z. B. Oreganum IntMed (Dosierung: 1-2 × tgl. 1 Kapsel ca. 30 min. vor dem Essen).

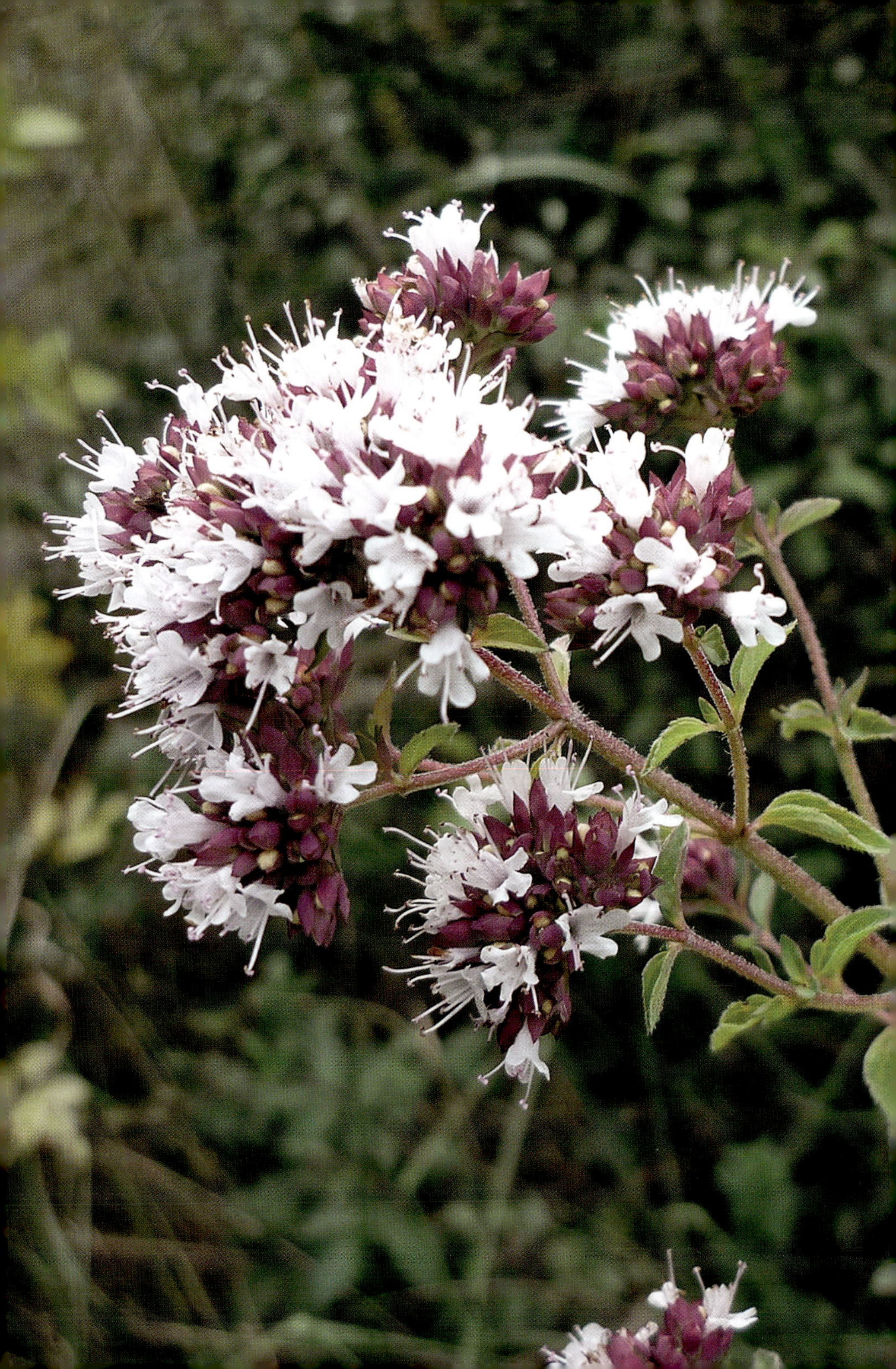

Immer wieder verstehen wir erst beim Nachdenken, dass unsere Küchenkräuter alle eine wunderbare und zugleich natürliche Heilkraft besitzen. Oreganum hemmt die Teilung von Pilzen, wirkt wie ein Antimykotikum, also wie ein Anti-Pilz-Mittel. So kann man restlos auf Nystatin® verzichten und lässt die penetrante Pilzinfektion auf rein natürliche Weise verschwinden. Ich empfehle meinen Patienten während der Anti-Pilz-Therapie auf jeglichen Zucker zu verzichten, was nicht immer leicht fällt, aber zum rascheren Erfolg verhilft.

Hefepilzbefall der Haut

Dazu möchte ich Ihnen wieder einen Praxisfall vorstellen. Heimfried, ein 55jähriger Malermeister hat immer wieder eine Candidainfektion in der Gesäßfalte. Nachts hält ihn ein unerträglicher Juckreiz in diesem Bereich vom Schlaf ab. Er leidet sehr und hat schon mehrfach eine chemische Antipilzsalbe lokal aufgetragen. Unter der Salbenanwendung verschwand der Pilz für kurze Zeit, kam aber immer wieder. Erst eine Behandlung mit einem Enzympräparat hat eine restlose Beseitigung dieser immer wieder auftretenden lästigen Hautinfektion zuwege gebracht. Heimfried hat das Enzympräparat innerlich als „Schaukeltherapie“ angewendet. Diese Anwendungsvariante hat gerade oftmals in sehr schwierigen und fast aussichtslosen Fällen eine Wende eingeläutet. Die Einnahme ist wie folgt: Drei Tage morgens fünf Milliliter, dann drei Tage morgens und abends fünf Milliliter, dann drei Tage morgens und abends zehn Milliliter, dann drei Tage morgens und abends 20 Milliliter (ml). Anschließend sieben Tage morgens, mittags und abends 20 ml und danach sieben Tage morgens und abends 20 ml.

Oregano ist in der italienischen, griechischen und spanischen Küche ein sehr wichtiges Gewürz

Nun kann man auf die Standardtherapie mit zweimal zehn Milliliter morgens und abends übergehen, bis ein restloses Abklingen der Beschwerden beobachtbar ist. Säureempfindliche Menschen nehmen Rechtsregulat® in Wasser verdünnt ein. Selbstredend ist es unverdünnt optimal. Zusätzlich empfehle ich lokal Rechtsregulat® als Spray (dazu gibt man ein Teil Regulat und ein Teil Wasser in eine Sprühflasche) zwei- bis dreimal täglich auf die betroffenen Stellen aufsprühen.

Begleitend rate ich meinen Patienten ein gutes Ringelblumenöl (Calendulaöl) zur Hautpflege täglich anzuwenden, so auch bei Heimfried. Nach sechs Wochen war bei diesem Patienten alles restlos abgeklungen und blieb auch aus. Nachbeobachtungszeit sechs Jahre. Heimfried war von meinem Therapievorschlag restlos begeistert. Es war nicht so günstig im Preis wie die Pilzsalbe, aber hatte eine durchschlagende Wirkung und das war für Heimfried von größter Bedeutung. Endlich wieder einen harmonischen Schlaf zu haben und von der Hautinfektion befreit worden zu sein, war es ihm das Geld wert.

Wenden wir uns nun den nächsten vier Pflanzen zu, die dazu beitragen dem Enzympräparat die Heilkraft zu verleihen, welche wir Tag für Tag im Praxisalltag bestaunen können. Zitrone, Feigen und Datteln hatte ich Ihnen schon vorgestellt.

Die Heilkraft des Selleries

Die Sellerie, lateinisch auch Apium graveolens L. genannt, gehört zu der Familie der Doldenblütler (Apiaceae), ist eines unserer beliebtesten Küchenkräuter und eine uralte Heilpflanze. Die runden Stängel des Selleries sind stark verzweigt, werden etwa 60 Zentimeter hoch und die dunkelgrünen, glänzenden Blätter sind gelappt und lang gestielt. Nicht nur bei Verdauungsbeschwerden und Entzündungen schätzt man dieses Kraut seit

Jahrtausenden. Die Selleriepflanze ist reich an ätherischen Ölen und Bitterstoffen. Diese wirken antibiotisch und antimykotisch (pilztötend) vornehmlich im Mund, Rachen, Magen und Darm und desinfizieren darüber hinaus auch die harnableitenden Wege sowie Nieren und Blase.

Neben den Mineralien Kalium, Calcium und Eisen ist der Sellerie reich an den Vitaminen B_1, B_2, B_{12}, C und E. Daher stärkt er Nerven und Gehirn, lindert nervöse Störungen, Gereiztheit und Depression, kräftigt Augen und Leber, senkt den Blutdruck, regt den Kreislauf an, verbessert das Hautbild und lässt das Haar natürlich wachsen.

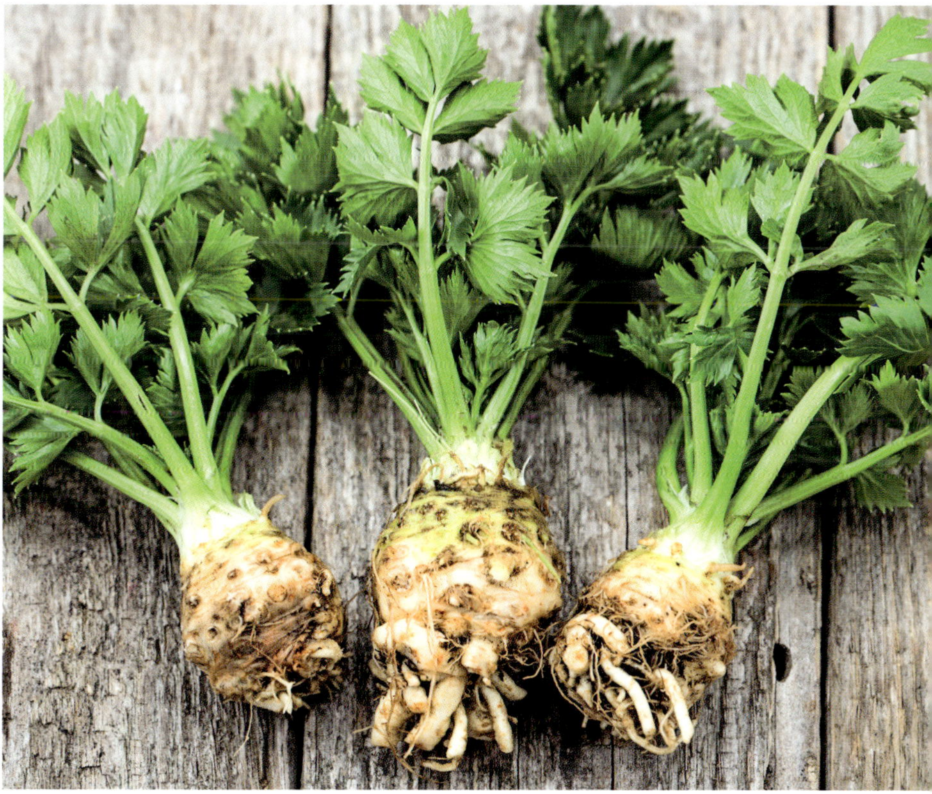

Sellerie ist reich an ätherischen Ölen und Bitterstoffen.

Die Küchenzwiebel, reich an schwefelhaltigen ätherischen Ölen

Die Küchenzwiebel, auch lateinisch Allium cepa genannt, gehört zur Familie der Lauchgewächse (Alliaceae). Die Zwiebelknolle wächst größtenteils unterirdisch und besteht aus einem verdickten Spross über dem die fleischigen Speicherblätter als Schichten liegen. Die Blätter der Zwiebel wachsen als Röhren über der Erde. Die Zwiebelknolle ist reich an schwefelhaltigen ätherischen Ölen, die ihr den typisch scharfen Geruch verleihen. Aber sie ist auch reich an Mineralien wie Kalium, Zink, Eisen, Magnesium und Calcium. Sie beinhaltet Folsäure (Vitamin B_9) und gelbe Farbstoffe (Flavonoide) sowie Vitamin C.

Daher eignen sich Zwiebeln zur Vorbeugung und Behandlung von Infektionskrankheiten und desinfizieren den Nasen-, Mund- und Rachenraum. Sie senken Blutdruck und Blutfettwerte, kräftigen Herz und Kreislauf und beugen Gefäßerkrankungen und Thrombosen vor. Sie stärken die Schleimhäute von Magen und Darm, sind appetitanregend und beugen einer Nieren- und Blasenschwäche vor oder bringen diese zur Abheilung. Zwiebeln helfen rasch einen Insektenstich zum Abklingen zu bringen.

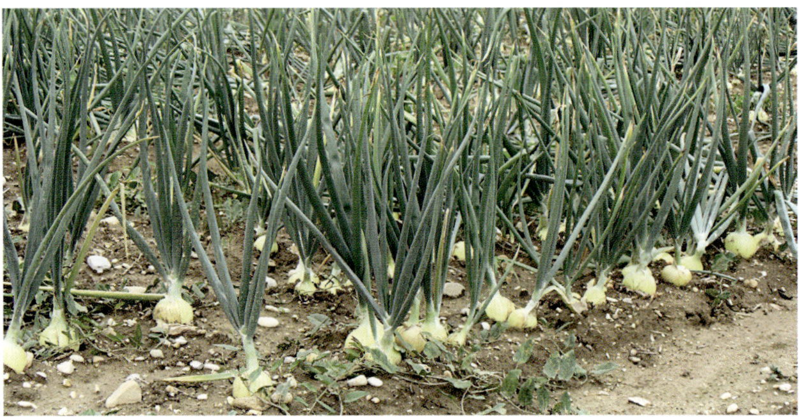

Die Küchenzwiebel ist bekannt für ihren scharfen Geruch.

Die Artischocke und ihre verdauungsfördende Wirkung

Die Artischocke gehört zu den ältesten Kulturpflanzen der Erde. Lateinisch trägt sie den Namen Cynara scolymus und gehört zur Familie der Korbblütler (Asteraceae). Bereits im alten Ägypten schätzte man sie als Gemüse zum Schutz der Leber und die Griechen und Römer nutzten sie wegen ihrer verdauungsfördernden Wirkkraft. Ihre Hauptinhaltsstoffe sind Cynarin und Chlorogensäure, also Bitterstoffe, die die Leberzellen anregen, vermehrt Gallensäure zu bilden. Dadurch kommt es zu einer besseren Fettverdauung und die Blutfettwerte werden positiv beeinflusst. Das gute HDL-Cholesterin steigt an und das schlechte LDL-Cholesterin sinkt. Darüber hinaus beinhaltet die Artischocke Flavonoide, Mineralstoffe wie Magnesium, Calcium, Eisen, sowie die Vitamine der B-Gruppe und Vitamin E. Diese regulieren den Blutzucker, wirken entwässernd und haben eine entzündungshemmende Eigenschaft.

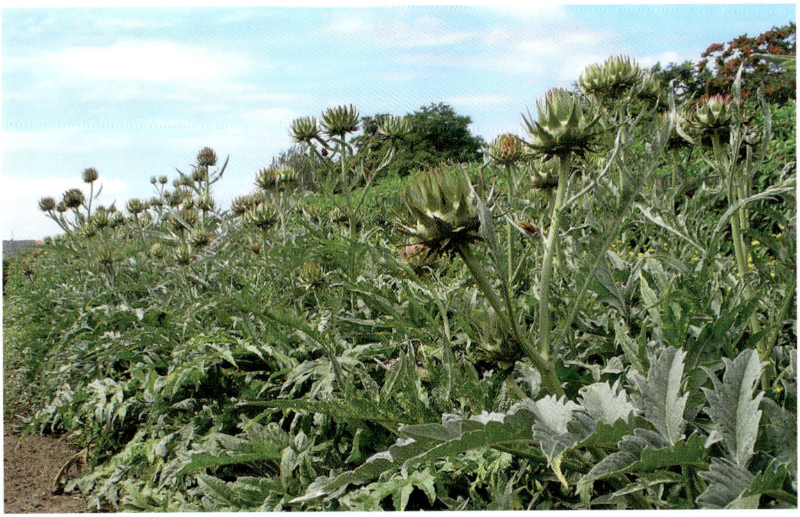

Die Bitterstoffe der Artischocke regen die Leberzellen an, vermehrt Gallensäure zu bilden.

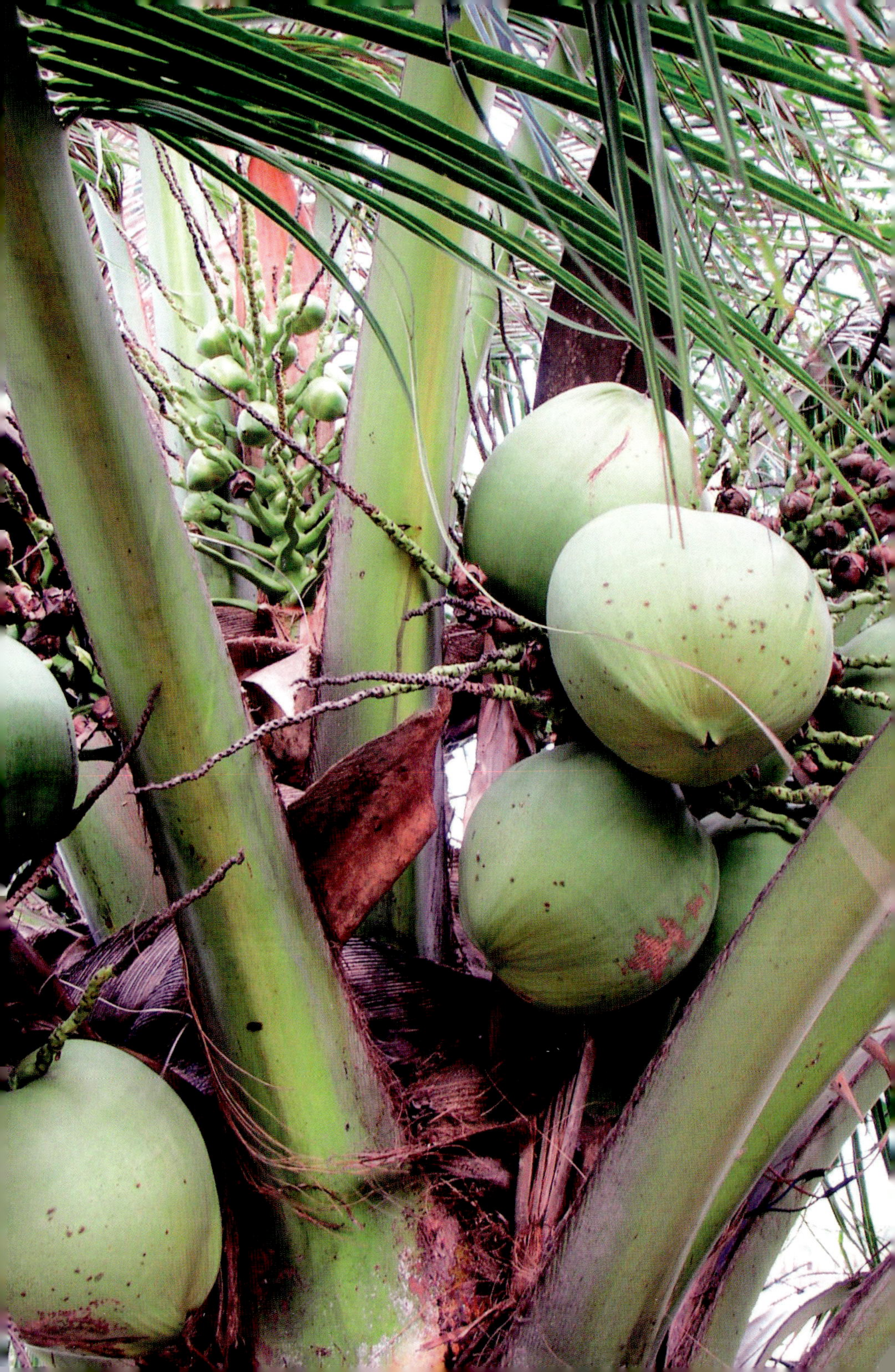

3000 Jahre Tradition

Die Kokospalme (lateinisch Cocos nucifera) ist ein tropisches Palmengewächs an dem die Kokosnuss wächst und gehört zur Familie der Palmengewächse (Arecaceae). Kokospalmen werden seit mindestens 3.000 Jahren angebaut. Kokosnüsse haben einen hohen Calciumanteil und schützen vor Osteoporose (Knochenerweichung) und sind gut für den Zahnerhalt. Sie sind aber auch reich an Phosphor, Eisen, Magnesium, Kalium, Jod, Zink, Mangan, Selen, Natrium, Kupfer sowie ungesättigten Fettsäuren und den Vitaminen A, B_1, B_2, B_4 (Cholin), B_6, C und E. Daher kräftigen Sie unser Abwehrsystem, tragen zu einer gesunden Muskel- und Blutneubildung bei und stärken unsere Sehkraft.

Enzyme als Notfallmittel

Da Enzyme wie das bereits besprochene Enzympräparat bei vielen Erkrankungen und Erscheinungen helfen können, sollte es in keinem Haushalt als „Notfallmittel“ fehlen. Viele Familien wenden mit großem Erfolg seit Generationen die Schüßler-Salze an. Eine Kombination mit Enzymen kann manchmal grandiose Erfolge aufweisen, wie uns der nächste Fall vor Augen führen soll.

Kokosnüsse sind wegen des hohen Kalziumgehaltes gut für Knochen und Zähne.

Schmerzhafte Gürtelrose: Hilfe durch Enzyme und Natrium chloratum D6

Die 77-jährige Martha K. lebt seit vielen Jahren im betreuten Wohnen, nachdem ihr Ehemann sie vor mehr als zehn Jahren verlassen hatte. Über die Trennung kam sie bis heute nicht hinweg. Immer wieder treten bei ihr eine Gürtelrose (Herpes zoster) am Stamm auf. Mal am Rücken, mal vorne am Bauch oder auf einer Brustseite. Martha liegt dann für Wochen mit starken Schmerzen im Bett. Eine Antivirustherapie mit einem Virustatikum z.B. Aciclovir® äußerlich und innerlich wurde bisher jedes Mal vom Hausarzt empfohlen und von der Patienten auch umgesetzt. Nur fiel der Patientin auf, dass die Anwendungszeit des Virustatikums, bis die Bläschen wieder abgeklungen waren, über die Male länger wurde.

Nun wurde sie von einer Cousine zu mir in die Ordination gebracht. Sie hatte mittlerweile die sechste oder gar siebte Infektion. Ich gab ihr das Schüßler-Salz Nr. 8 Natrium chloratum D6 mit sechsmal einer Tablette für acht Tage, danach dreimal täglich eine Tablette vor dem Essen bis zur Abheilung und innerlich Rechtsregulat® zweimal zehn Milliliter täglich vor dem Essen und lokal als Rechtsregulatspray (1 : 1 mit Wasser verdünnt) mehrmals täglich aufgesprüht.

Was mir Martha schon nach einer Woche an Rückmeldung gab war famos: Sie hatte schon nach drei Tagen keine Schmerzen mehr und die Bläschen trockneten viel schneller ab als sonst. Auch der fürchterliche Juckreiz war fast kaum mehr in Erscheinung getreten. Sie hatte unter dieser natürlichen Behandlung einen ganz anderen Verlauf beobachten können. Und jetzt kommt das Sahnehäubchen dieses Falles. In den Folgejahren hatte Martha keinen Rückfall einer Gürtelrose mehr. Allem Anschein nach hat meine Therapie ihr Immunsystem restlos gekräftigt. Beobachtungszeit 5,5 Jahre und die Dame befindet sich mittlerweile im 83. Lebensjahr.

Immer wieder bekomme ich auch von anderen Patienten Berichte zugetragen. Und da ist eine Gürtelrose oder eine andere Herpesinfektion an den Lippen oder im Genitalbereich eine der schmerzhaftesten Krankheitserscheinungen. Diese oben beschriebene Kombinationstherapie kann wirklich für alle Herpesinfektionen so unverändert übernommen werden. Nur eines sollte Beachtung finden: Befinden sich die Herpesbläschen auf dem Lippenrot und liegt ein weißer Zungenbelag bei der betroffenen Person vor, so wähle man als Schüßler-Salz statt der Nr. 8 Natrium chloratum D6 die Nr. 4 Kalium chloratum D6. Von der Gabenhäufigkeit wird die Nr. 4 Kalium chloratum D6 wie die Nr. 8 Natrium chloratum D6 angewendet.

Gerade die Heilung über die Haut ist eine geniale Therapie. Diese winzigen Enzymfragmente werden beim Aufsprühen auf die Haut aktiv und dringen nicht nur von außen in die oberen, sondern vielmehr auch in die tiefer gelegenen Hautschichten ein, durchwandern das Bindegewebe und gelangen dabei sogar hinein in die Muskeln und Knochen. Und das Besondere dieser Hautanwendung ist, dass sie sogar zu den inneren Organen im Brust- und Bauchraum vordringen können, wenn man das Enzym-Spray am Stamm anwendet.

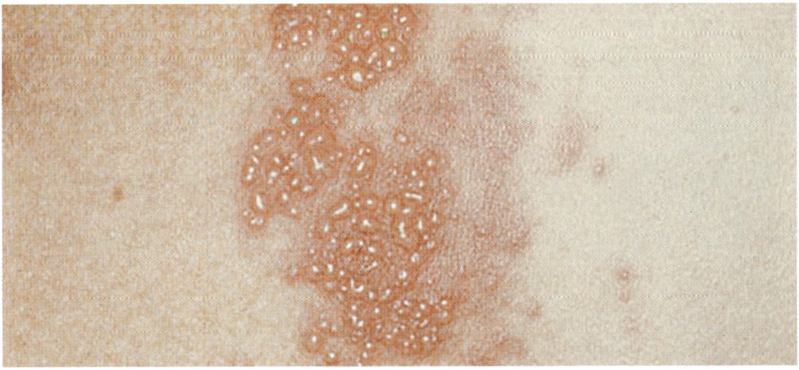

Gürtelrose (Herpes zoster) ist eine Reaktivierung von Windpocken, die vor allem im Alter oder bei Abwehrschwäche auftritt.

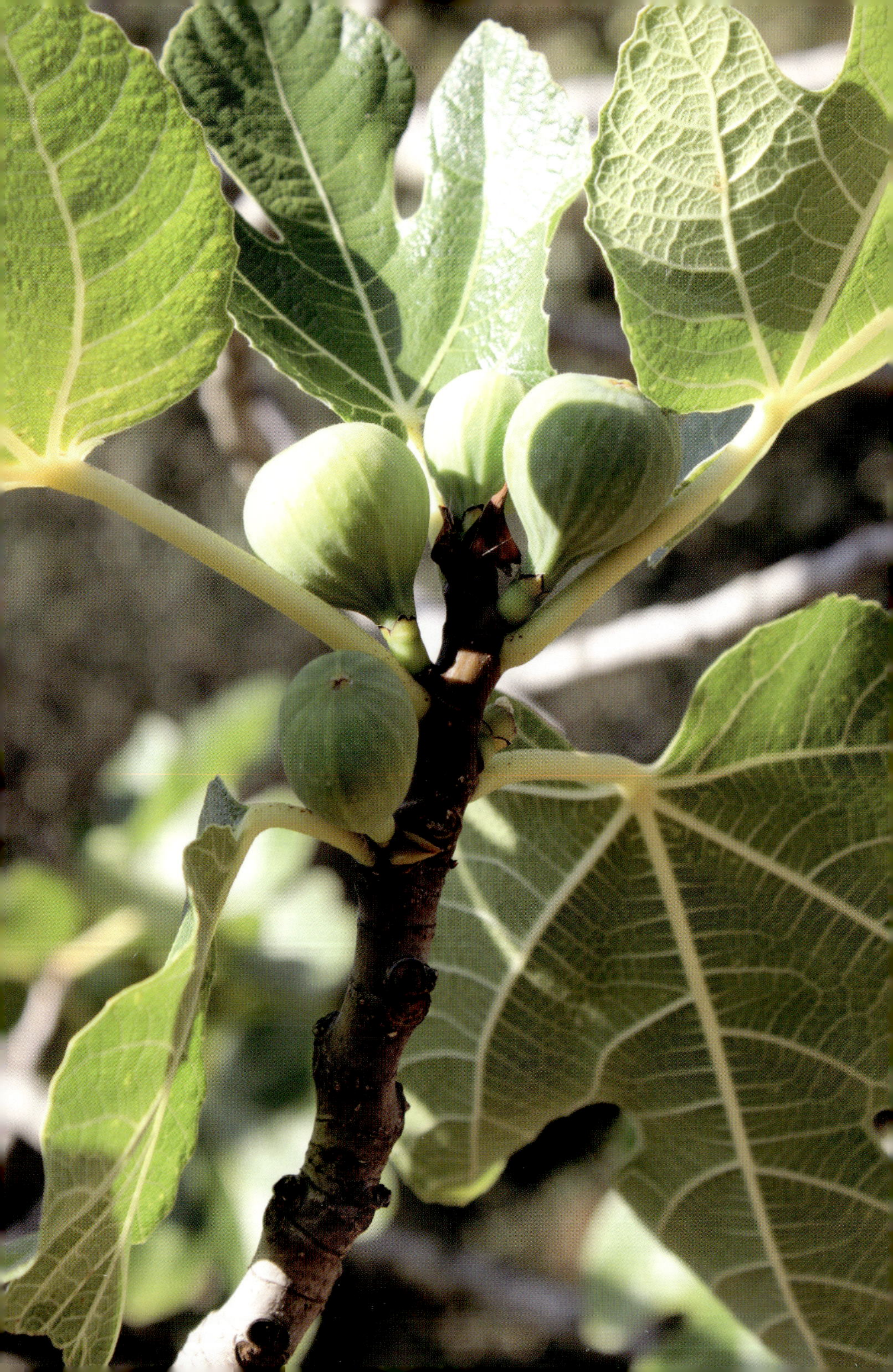

3 Naturheilkundliche Möglichkeiten bei Allergien und Störungen der Darmflora

Schon die Bibel belegt die Heilkraft der Feige am Beispiel des schwer erkrankten Königs Hiskia, der durch die göttliche Eingebung des zu Hilfe eilenden Propheten Jesaja geheilt wurde, da der Feigenbrei, welcher ihm aufgelegt wurde, reich an Enzymen war. Damals kannten die Menschen noch keine Enzyme, doch die Wirkung dieser unbekannten Substanzen konnte die Menschheit seit Jahrtausenden beobachten. Viele Pflanzen, die Heilkräfte in sich tragen, sind reich an Enzymen und tragen zu einer gesunden Zellregulation bei.

Gerade in der Frühlingszeit leiden Millionen Menschen in Europa an Allergien. Davon leben 25 Millionen in Deutschland und ihre Zahl steigt stetig an, was als Ausdruck einer sinkenden immunologischen Toleranz gesehen wird. Allergien sind erst anfangs des letzten Jahrhunderts in Erscheinung getreten. Viele Wissenschaftler rätseln bis heute, wie es dazu kommen konnte. In alten medizinischen Fachbüchern findet man keine Beschreibung dieser Phänomene. Ergo muss sich in jüngster Vergangenheit etwas geändert haben, dass meist harmlose Stoffe aus der Umwelt wie Pollen von Bäumen und Gräsern, Hausstaub, Tierhaare usw. bei manchen Menschen eine solch heftige Überreaktion auslösen können.

Die Heilkraft der Feige wurde schon in der Bibel beschrieben.

Zeitkrankheit Allergie

Heftige Niesattacken, schniefende Nasen, juckende und tränende Augen, juckende Gaumen oder Gehörgänge sind nur einige der vielen unangenehmen Symptome unter denen die Allergiegeplagten leiden. Sie quälen sich regelrecht durch die sonnige Jahreszeit. Was geschieht im Körper selbst? Unser Immunsystem versucht sich mit aller Gewalt gegen die vermeintlichen Angreifer (Allergene) aus der Umwelt zu wehren und bildet Abwehrstoffe. Dabei kommt es zur Freisetzung eines Botenstoffes namens Histamin. Und genau dieser Stoff ist wiederum Auslöser der vielen unangenehmen Symptome.

Nun besitzt unser Körper ein kupferhaltiges Enzym mit dem Namen Diaminooxidase kurz auch DAO oder Histaminase genannt, welches in der Lage ist, das Histamin sowie Putreszin (Trivialnamen für das Polyamin Butan-1,4-diamin, das bei der Verwesung von Leichen oder bei Fäulnisprozessen im Darm noch lebender Menschen entsteht) oder andere biogene Amine (entstehen durch Fäulnis- und Gärprozesse im Darm) wieder abzubauen. Kommt es infolge des allergischen Prozesses zu einer übermäßigen Freisetzung von Histamin, so sind die Speicher an Diaminooxidase rasch aufgebraucht und können nicht alles Histamin neutralisieren.

Die Folge ist unweigerlich ein Dominoeffekt mit den unterschiedlichsten Reaktionen, da unser Immunsystem regelrecht sein Gleichgewicht verliert. Die Folge können ganz unterschiedlich sein: Blutdruckabfall oder Blutdruckanstieg, Migräne, Kopfschmerzen, Gelenkschmerzen, Hautrötungen, Juckreiz, Nesselausschlag, Schwellung der Augenlider, Niesattacken, Schwindel, Sehstörungen, Schüttelfrost, Herzrasen, Herzrhythmusstörungen, Atemnot, Asthma bronchiale, Verkrampfung der Atemwege, Übelkeit, Erbrechen, Durchfall, Verstopfung, Bauchkrämpfe, Blähbauch, Koliken, Ödeme, Menstruationsbeschwerden, Regelschmerzen, Schlafstörungen, Müdigkeit, Erschöpfungszustände, Erregungszustände, Panikattacken, Nervosität und vieles mehr.

Manchmal findet sich als Ursache meiner Patienten aber auch eine regelrechte Wucherung an Bakterien im Darm von beispielsweise Escherichia coli, die in der Lage sind, Histamin selbst zu produzieren. Aber auch viele Nahrungsmittel sind reich an Histamin, vornehmlich jene welche einem Fermentierungsprozess oder Reifungsprozess unterworfen sind wie Käse und Schinken, Räucherwaren wie Salami und Räucherfisch, Sauerkraut, Weine, Sekt usw. Aber auch bestimmte Nahrungsmittel können Histamin freisetzen: Erdbeeren, Hülsenfrüchte, Zitrusfrüchte, Tomaten, Nüsse, Ananas, Schokolade und Kakao, um nur die häufigsten zu benennen.

Liegt eine bekannte Histaminintoleranz vor, so empfehle ich meinen Patienten für eine rasche Besserung der Beschwerden das Handelspräparat DAOSIN®. Davon nimmt man eine Kapsel vor dem Essen ein. Für eine Langzeitbehandlung mit dem Anspruch einer Heilung benötigen wir neben den Schüßler-Salzen, dem homöopathischen Mittel Okoubaka, hergestellt aus der Rinde eines westafrikanischen Baumes auch kaskadenfermentierte Enzyme unter dem Produktnamen Rechtsregulat® im Handel erhältlich.

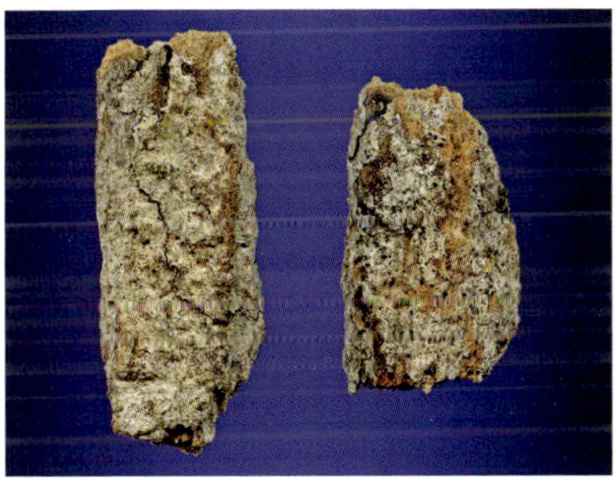

Baumrinde des Okoubakabaumes

Roswithas zehnjähriger Leidensweg

Dazu ein Fallbeispiel aus meiner Praxis einer 43 jährigen Gärtnermeisterin mit dem Namen Roswitha. Roswitha leidet seit nunmehr zehn Jahren unter einer Pollenallergie der Frühblüher und im Winter unter einer ausgeprägten Hausstauballergie. Somit läuft ihre Nase seit Jahren ununterbrochen. Mal sind die Beschwerden weniger, mal sehr heftig ausgeprägt. Stress verschlimmert alles und dann liegt sie abends im Bett und ihre Haut juckt so sehr, dass sie sich diese am liebsten runter reißen würde. Ihre Arbeit macht ihr durchaus auch nach über 20 Jahren noch Freude, doch wenn der Nachtschlaf gestört ist, die Erholung sich nicht einstellen kann, dann quält man sich nur noch durch den Tag, ist unkonzentriert und gereizt. Kleinigkeiten können sie dann auf die Palme bringen und nicht selten verliert sie dann auch die Geduld. Was hat sie nicht schon alles ausprobiert, aber leider brachte nichts einen dauerhaften Erfolg.

Eines Tages kommt sie in Begleitung ihrer besten Freundin Irene in meine Ordination. Irene hatte eine sehr ausgeprägte schmerzhafte Regelblutung, welche ich rasch mit dem Schüßler-Salz Nr. 7 Magnesium phosphoricum D6 mit fünfmal fünf Tabletten über den Tag verteilt innerhalb von acht Wochen kurieren konnte. Immerhin bestand diese seit mehr als sechs Jahren. Und mittlerweile liegt unsere Beobachtungszeit bei 3,5 Jahren und Irene hat absolut keine Beschwerden mehr während der Menses. Doch seither bringt mir Irene alle ihre kranken Bekannten und Freunde in die Sprechstunde und schwärmt ihnen vor, dass mit der Naturheilkunde Dinge möglich sind, die zuvor keiner erträumt hätte. Ehrlicherweise muss man sagen, klappt es glücklicherweise in 80 Prozent der Fälle. In den übrigen muss man häufig Blockaden lösen, damit eine Regulation überhaupt erfolgen kann. Und in nur ganz wenigen Fällen müssen auch andere Maßnahmen wie beispielsweise operative Eingriffe durchgeführt werden. Aber so ist nun mal das Leben. Als Arzt hat man 100 Prozent an Therapieoptionen, die jedoch sehr individuell genutzt werden können. Bei mir liegt glücklicherweise die naturheilkundliche Therapieoption bei über 90 Prozent.

Desolate Darmflora als Mitursache

Als erste Untersuchung wird bei Roswitha eine Analyse der Darmbakterien durchgeführt. Dabei wird ein sogenannter Florastatus des Darmes erhoben. Nicht nur krankmachende Keime werden detektiert, sondern vornehmlich die gesunden Darmbakterien finden eine Beachtung. Sind diese in ausreichender Menge vorhanden oder wuchern zum Beispiel die Escherichia coli Keime und bilden dann wiederum die Grundlage einer Fäulnis vom Eiweiß im Darm, das wir mit der Nahrung zu uns nehmen? Und dabei ist es egal, ob es sich um pflanzliches oder tierisches Eiweiß handelt. Wenn die Nahrung zu eiweißlastig ist,

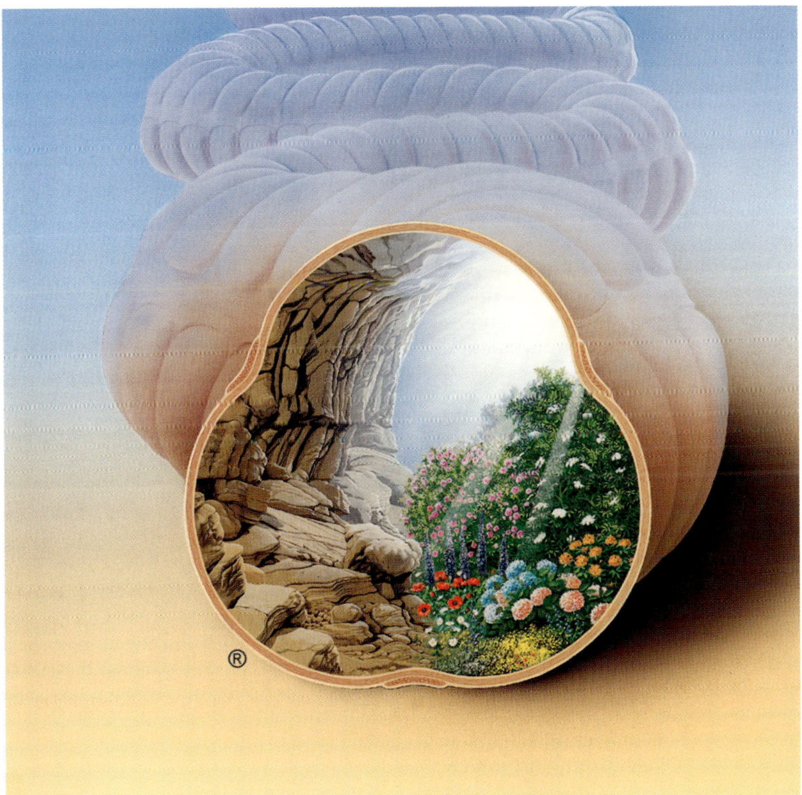

kommt es unweigerlich zu einer Vermehrung dieser Keimart. Die Folge ist ein Fäulnisprozess im Darm mit der Bildung von biogenen Aminen, Ammoniak und Enterotoxinen, also giftige Substanzen, die u. a. von diesen Darmkeimen gebildet werden und massiv unsere Leber belasten.

Eigentlich sind die Escherichia coli unsere Dirigenten im Darmbakterienorchester. Doch wie im wahren Leben: Zu viel ist einfach zu viel!

Das Analyseergebnis von Roswitha brachte eine totale Störung der physiologischen, also der natürlichen Darmflora zu Tage. Bei ihr wucherten nicht nur die Escherichia coli Keime, sondern ihre Säuerungsflora war definitiv zu gering. Unter der Säuerungsflora verstehen wir solche Keime, die Säuren bilden, damit der physiologische pH-Wert im Darm, der bei 5,5 bis 6,5 liegen soll, eingehalten werden kann. Der wichtigste Vertreter dieser Säuerungsflora ist die Gruppe der Laktobazillen, auch Milchsäurebakterien genannt. Aber auch die Gruppen der Bifidobakterien und die Bacteroides zählen zur Säuerungsflora. Da diese deutlich erniedrigt waren stieg der pH-Wert des Darmes bei Roswitha auf 7,5. In solchen Fällen laufen nahezu 70 Prozent der Vorgänge im Darm nicht richtig ab. Ist die Säuerungsflora erniedrigt, steigt der pH-Wert an und es kommt zu einem Gärungsprozess im Darm, da die Nahrung zu lange im Darm verweilt.

Roswitha hatte also einen Fäulnis- und Gärprozess in ihrem Darm. Daraufhin angesprochen, bestätigte sie unser Laborergebnis. Sie leidet seit Jahren unter einem sehr starken Blähbauch (Meteorismus) mit massiven Bauchkrämpfen und nach einem Stuhlgang muss sie rasch lüften, da ihre Darmausscheidung ausgeprägt faulig riecht. So wundert es selbst den Laien nicht, dass in solch einem Fall ein einzelnes Mittel keine vollständige Heilung erzielen kann. Wir benötigen ein durchdachtes Therapiekonzept.

Um die Darmkrämpfe zu beseitigen braucht Roswitha gerade in der Anfangszeit verstärkt das Hauptentkrampfungsmittel der Schüßler-Therapie die Nr. 7 Magnesium phosphoricum D6 mit fünfmal fünf Tabletten über den Tag verteilt und bei Bedarf auch als „Heiße 7". Dazu nimmt man fünf bis zehn Tabletten der Nr. 7 Magnesium phosphoricum D6 in warmen Tee, am besten Melissentee, der den gesamten Magen-Darm-Trakt zusätzlich beruhigt, schlückchenweise ein. Bei Bedarf wird eine zweite oder gar eine dritte Tasse gereicht bis eine deutliche Besserung der Schmerzen eintritt.

Okoubaka repariert Schäden

Die Schäden der Darmschleimhaut, welche durch die Fäulnis- und Gärprozesse entstanden sind, werden elegant durch das homöopathische Mittel Okoubaka in aufsteigenden Potenzen innerhalb von Monaten restlos kuriert. Man beginnt mit der Potenzstufe D4 mit dreimal fünf Globuli (Körnchen) vor dem Essen und wechselt nach einem Vierteljahr auf die D6, gleiche Dosierung für ein weiteres Vierteljahr. In schwierigen Fällen benötigt man danach Okoubaka D12. Davon werden nur noch zweimal fünf Globuli vor dem Essen gelutscht (siehe Emmrich: „Homöopathische Mittel für zuhause und auf Reisen", Jungjohann-Verlag). In den meisten Fällen ist dann die Darmschleimhaut wieder vollständig restauriert und nicht mehr so durchlässig wie zuvor. Die fehlenden Bakterien müssen über Monate herangezüchtet werden. Man wählt ein Präparat aus, das Laktobazillen und Bifidobakterien beinhaltet (z.B. GM-Darm®, BactoFlor®, Enterobact®) und nimmt einmal eine Kapsel täglich ein. In den meisten Fällen gehe ich nach acht Wochen auf die doppelte Menge. Anfangs muss man gerade bei sehr sensiblen Patienten sehr vorsichtig sein, dass man nicht zu viele Bakterien in den Organismus einbringt, denn die krankmachenden Keime könnten darauf sehr negativ reagieren und verstärkt massive Darmgase entwickeln (Blähbauch!). Merke: Darmbakterien immer anfangs niedrig dosieren und peu à peu steigern!

Damit alles in eine natürliche Harmonie zurückfindet, bekommt Roswitha noch das Präparat Rechtsregulat® mit anfangs zweimal fünf Milliliter morgens und abends oral verordnet und als Nasenspray. Dazu nimmt mal einen Teil Rechtsregulat® in eine Nasensprayflasche und drei Teile Wasser. Hiervon sprüht sich Roswitha morgens und abends in jedes Nasenloch einen Sprüh-

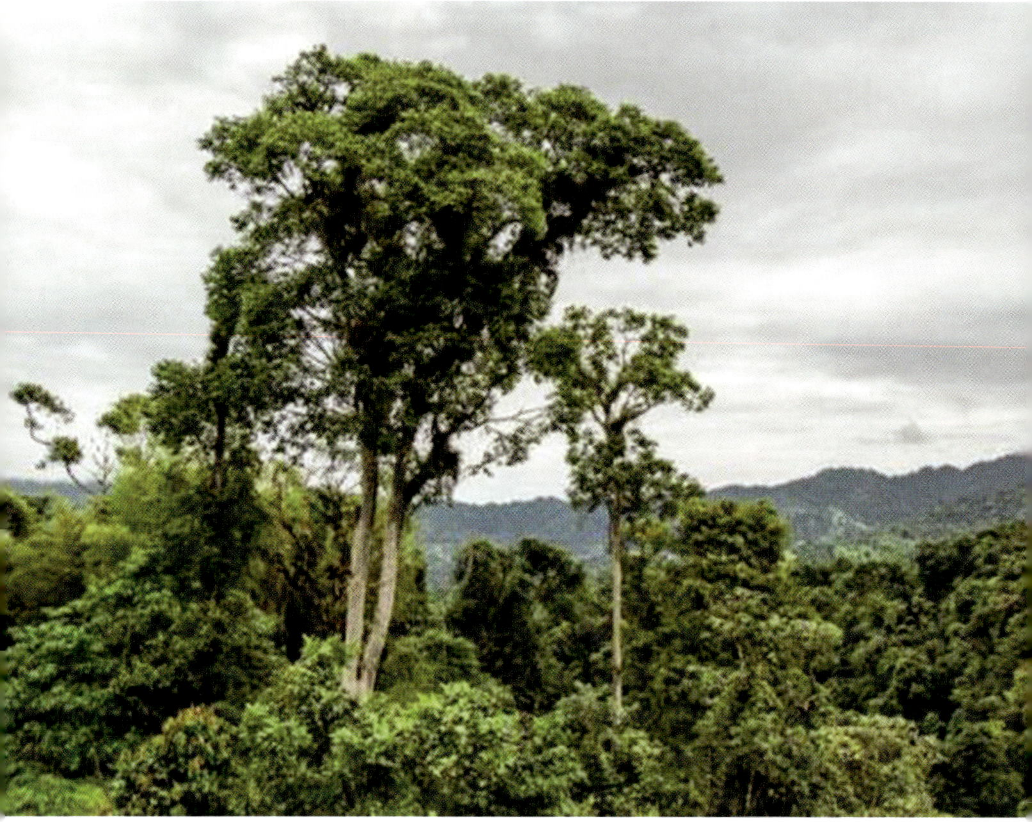

Die Rinde des westafrikanischen Okoubaka-Baumes ist ein wichtiges Mittel zur Behandlung einer gestörten Darmschleimhaut

stoß. Immer wieder bekomme ich von meinen Patienten die Rückmeldung, dass das „bis hoch ins Gehirn saust“ – das ist Absicht.

Über den Nervus olfactorius, dem Riechnerv und zugleich dem ältesten Nerv unseres Gehirns, bringen wir die Enzympartikel direkt ins Gehirn. Dort können sie wunderbare Heilprozesse initiieren, welche sich im gesamten Organismus auswirken. Unser Gehirn ist eine wichtige Schaltzentrale unseres Organismus und steuert pro Sekunde mehr als 100.000 Regulationsvorgänge. Dazu gehören auch Prozesse, die wir bisher noch gar nicht erforscht haben. Dennoch werden diese durch Einsprühen von dem Nasenspray aktiviert. Chronische Stirn- und Nasennebenhöhlenentzündungen heilen darunter genauso mit der Zeit ab, als auch immer wieder auftretende Ohrenerkrankungen.

Enzympräparat als Nasenspray

Sehr große Erfolge habe ich auch bei schon voroperierten Patienten, die erneut Beschwerden entwickelt haben. Bitte nur in die Nase sprühen! Regulativ heilen darunter auch chronische Ohrenentzündungen oder Entzündungen am Zahnfleisch oder kurzum alle Entzündungen im Körper ab, denn die Heilung macht der Körper. Wir geben durch unsere Mittel nur einen Heilimpuls.

In der zweiten Woche steigert Roswitha das Enzympräparat auf zweimal zehn Milliliter morgens und abends und erhöht es in der dritten Woche auf je 20 Milliliter morgens und abends. In der vierten Woche wird die Dosis auf dreimal 20 Milliliter morgens, mittags und abends gesteigert, um dann in der fünften Woche auf zweimal zehn Milliliter zu reduzieren. Diese Dosierung behält man nun für drei bis sechs Monate bei, bis eine vollständige Heilung eingetreten ist.

Gerade Patienten mit einer Allergie haben mit dieser Schaukeltherapie die besten Ergebnisse erzielen können. Da 80 Prozent unseres Immunsystems im Darm etabliert sind, erklärt sich auch die Tatsache, dass es automatisch zu einer Besserung kommen muss, wenn die Abläufe im Darm wieder in harmonische Bahnen gelenkt werden.

So auch bei Roswitha. Schon nach drei Wochen ruft sie mich an und berichtet am Fernsprecher, dass sie stundenweise eine freie Nase hätte. Das empfindet sie als sehr angenehm und sie nimmt wieder Gerüche aus ihrer Umgebung wahr. Auch die Bauchkrämpfe wurden weniger und die Geruchsintensität beim Stuhlgang hat sich ebenso verringert. Wir sind auf dem richtigen Weg. Die Therapie wird so fortgeführt wie oben beschrieben und alle sechs Wochen bekomme ich einen fernmündlichen Bericht, da Roswitha über 300 Kilometer von mir entfernt lebt.

Ein völlig neues Lebensgefühl

Nach einem halben Jahr kommt sie erneut in meine Sprechstunde und berichtet von einem völlig neuen Lebensgefühl. Die Nächte verlaufen ruhig, der Juckreiz blieb aus, sie ist erholt und ausgeglichen und kann wieder ungestört ihren Freizeitaktivitäten nachgehen, was früher nicht mehr der Fall war. Ich empfehle mittlerweile Okoubaka D12 mit zweimal fünf Globuli (Korn) morgens und abends vor dem Essen lutschen und Rechtsregulat® mit zweimal zehn Milliliter fortzuführen. Wir veranlassen eine erneute Stuhlprobe. Diese fiel wesentlich besser aus. Der pH-Wert liegt mit 6,0 im Normbereich. Für mich als Therapeut bedeutet das, dass nun die physiologischen Prozesse endlich wieder optimal ablaufen können und der Heilung nichts mehr im Weg steht. Die Escherichia coli Keime haben sich zwischenzeitlich in den Normbereich zurückgefunden.

Nur die Laktobazillen waren weiterhin im Keller. Das bedeutet für den Therapiefortgang ein Präparat weiter einzunehmen, das Laktobazillen enthält. Ich wechsle auf BactoFlor® 10/20 welches eine höhere Konzentration an Bakterien hat als das normale BactoFlor® und rezeptiere es Roswitha für mindestens weitere sechs Monate. Rückmeldungen finden regelmäßig statt. Nach 18 Monaten war Roswitha unter meiner Therapie nach über zehn Jahren beschwerdefrei. In der Nachbetrachtung kann festgehalten werden, dass auch nach drei Jahren Roswitha keine Allergie mehr entwickelt hat und sich rundum wohl fühlt.

In Fällen bei denen der Fäulnisprozess sehr ausgeprägt ist, setzte ich zusätzlich ein bis zweimal einen Teelöffel Heilerde täglich in Kräutertee ein. Heilerde ist ein wunderbares Mittel um Giftstoffe zu binden und auszuleiten und darüber hinaus verbessert es die Stoffwechselsituation im Darm. Immer wieder habe ich in den Fällen mit chronischen Erkrankungen bei meinen Neupatienten feststellen können, dass aus einer allergischen Stoffwechselsituation über Jahre eine Lawine von Immunprozessen in Gang gesetzt wurde, die zu den unterschiedlichsten Krankheitsbildern geführt haben, je nachdem wie die genetische Disposition im jeweiligen Organismus gegeben war. Nicht selten stellten sich Autoimmunkrankheiten wie Multiple Sklerose, Hashimoto Thyreoiditis (Schilddrüsenentzündung), Rheumatische Erkrankungen, Psoriasis (Schuppenflechte), Neurodermitis und vieles mehr ein.

Autoimmunerkrankungen – wenn die Abwehr ausflippt

Bei einer Autoimmunerkrankung dreht das Immunsystem völlig durch und greift körpereigene Zellen oder Gewebestrukturen an. Durch eine ganzheitliche Therapie, wie in dem Fall von

Roswitha ausführlich geschildert, kann ein Immunsystem wieder in sein harmonisches Gleichgewicht zurückfinden, wenn es einem gelingt die natürlichen Begebenheiten wieder herzustellen. Neuesten wissenschaftlichen Erkenntnissen zufolge ist unser Immunsystem zu 70 Prozent damit beschäftigt sich selbst im Gleichgewicht zu halten, wie ein Tänzer sich auf dem hohen Seil in Balance hält. Aber auch unklare Beschwerden, bei denen keine Ursache gefunden werden kann, können ebenso wie Allergien nach dem obigen Schema zum Abheilen gebracht werden wie auch andere Erkrankungen an Augen, Ohren, Nase, Lunge, Herz, Verdauungstrakt, Leber, Gallenblase, Bauchspeicheldrüse, Milz, Nieren, Blase, Nerven, Bindegewebe, Muskeln und Knochen.

Lassen Sie mich zum Schluss noch eine weitere Pflanze des kaskadenfermentierten Präparates Rechtsregulat® vorstellen. Der Walnussbaum (lat. Juglans regia) gehört botanisch betrachtet zu den Juglandaceae, den Walnussgewächsen, zu denen rund 60 Arten unter anderem auch die Buchen gehören. Einst stammte er aus Persien. Seine Frucht ist die Walnuss mit ihrem typischen fetthaltigen Nusskern. Der Walnussbaum liebt frische nährstoffreiche Böden und ist wahrlich in der Lage, wochenlange Überflutungen zu tolerieren. Neben Gerbstoffen beinhaltet die Frucht Flavonoide (gelbe Farbstoffe), Enzyme, ätherische Öle, Salicylate (entzündungshemmende Substanz), Calcium, Magnesium, Kupfer, Selen, Kieselsäure, Eisen sowie die Vitamine A, B_1, B_2, B_3, B_5, B_6, C und E. Diese verleihen der Frucht eine hohe Hemmwirkung auf alles was wachsen möchte. Wer einen Walnussbaum im Garten hat, weiß, dass unter ihm nicht viel gedeiht. Seine Heilkraft reinigt die Lymphe und somit hat er eine positive Wirkung auf alle Schleimhäute im Bereich von Nase, Ohren und Bronchialsystem. Er hemmt Bakterien, Pilze und Viren, stärkt unser Nervensystem und schützt unser Herz, da es das „gute“ HDL-Cholesterin anhebt und das „schlechte“ LDL-Cholesterin senkt.

4 Enzyme und Schüßler-Salze bei akuten und chronischen Gelenkbeschwerden

Die Bedeutung von Kupfer, Zink, und Selen für die Gelenke

Enzyme regulieren unseren Stoffwechsel und halten uns am Leben. Geschädigtes Gewebe kann unter dem Einfluss der Enzyme besser regenerieren und in Kombination mit weiteren natürlichen Bestandteilen wie Vitaminen, Mineralien und Spurenelementen lassen sich synergistische Effekte erzielen, was den Laien fasziniert und den Fachmann zum Staunen bringt.

Obgleich wir Menschen von heutzutage weniger körperlich arbeiten müssen, sind unsere Gelenke leider nicht mehr so robust wie früher. Der alte Spruch, „wer rastet der rostet und was nicht gebraucht wird, verkümmert“ könnte hier zutreffen. Wird durch einseitige Belastung unser Bewegungsapparat überfordert, so kommt es lokal zu stillen Entzündungen (silent inflammation) die primär keine Schmerzen verursachen, aber die Tendenz zur Chronifizierung haben.

Übertreiben wir es, dann entsteht in Sekundenschnelle eine heftige und entsprechend schmerzhafte Lokalreaktion im Gewebe, die von den meisten Menschen mit einem Schmerzmittel (Diclofenac, Ibuprofen, ASS, Cortison) behandelt wird. Anfangs bildet sich die schmerzhafte Entzündung zurück, doch die „stille“ Entzündung kann im Gewebe weiterhin bestehen bleiben und auf andere Organsysteme übertreten. Das kann ich immer wieder bei meinen Patienten feststellen, obgleich diese bei zig Fachärzten waren, doch dort wurde die wahre Ursache nicht gefunden.

Ein wichtiger Aspekt dabei ist unser Darm und seine Darmschleimhaut. Beide müssen hundertprozentig in Ordnung sein, so dass solche Entzündungen sich nicht manifestieren können. 80 Prozent unseres Immunsystems sind im Darm etabliert und somit erklärt sich auch, warum Menschen mit Reizdarm oder chronischen Entzündungen im Magen-Darm-Trakt oftmals an Gelenken und in der Muskulatur (Rheuma, Fibromyalgie), also große Beschwerden im Bewegungsapparat, aufweisen.

Immer wieder erläutere ich bei meinen Vorträgen diese Zusammenhänge und ganz langsam macht sich dieses ganzheitliche Wissen an den Universitätskliniken und den angeschlossenen Krankenhäusern oder Kliniken breit.

Vor Jahren undenkbar wäre eine Stuhltransplantation gewesen, was heute an verschiedenen Kliniken betrieben wird. Kranken Menschen wird eine physiologische und mit genügend gesunden Darmbakterien ausgestattete Stuhlmenge übertragen, in der Hoffnung, damit die gestörte Darmschleimhaut beim Erkrankten zum Abheilen zu bringen und sein geschwächtes Immunsystem aufzubauen. Aber auch natürliche Bausteine von Enzymen leisten einen grandiosen Beitrag, um Heilungsprozesse wieder in Gang zu setzen.

Die Acerola-Kirsche für die Abwehr

Die Acerola-Pflanze (lat. Malpighia punicifolia) bringt als Frucht die Acerola-Kirsche, eine der Vitamin-C-reichsten Früchte der Welt überhaupt, hervor und gehört zu der Familie der Malpighiengewächse (Malpighiaceae). Beheimatet ist sie in Süd- und Mittelamerika als auch auf den Karibischen Inseln. Durch den hohen Vitamin-C-Gehalt ist die Acerola-Kirsche zur Vorbeugung von Erkältungskrankheiten optimal und stärkt unsere Widerstandskraft.

Daneben hat sie weitere Inhaltsstoffe wie Provitamin A, Vitamin B_2, B_3, B_6, Flavonoide, sowie Eisen, Calcium und Magnesium. Ihre rote Farbe dient als Radikalfänger und schützt unsere Zellen vor dem Angriff von außen. Die Inhaltsstoffe stoppen Zahnfleischbluten, festigen das Bindegewebe und machen die Zähne

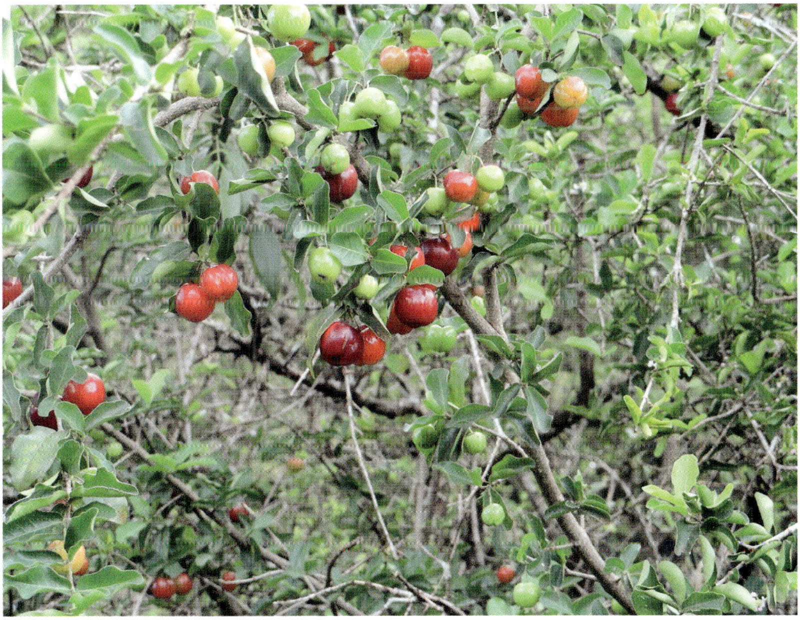

Die Acerola-Kirsche ist eine der stärksten Lebensmittel für die Abwehr. Das hängt mit dem hohen Gehalt an natürlichem Vitamin C zusammen.

härter. Unsere Haut erscheint mit der Zeit jünger, da sich die Durchblutung verbessert und Falten weniger werden. Durch verstärkte Bildung von Glückshormonen fühlen wir uns ausgeglichener und unser Nervenkostüm erscheint stabiler. Aber gerade sie ist eine wichtige Substanz, um die stillen Entzündungen abzuheilen.

Gelbe Farbstoffe im Curcuma: Krebshemmend, antioxidativ und entzündungshemmend

Schon Ärzte im alten Ayurveda, der ältesten Medizin auf Erden, schätzten die Heilkraft der Gelbwurz (Curcuma longa), einer Pflanze welche dem Curry die gelbe Farbe verleiht. Sie hat starke entzündungshemmende und antioxidative Eigenschaften, welche auch in der biologischen Tumortherapie heutzutage genutzt werden und ist in der Lage Schwermetalle aus dem Körper auszuleiten.

Die Curcuma Pflanze gehört botanisch zur Familie der Ingwergewächse (Zingiberaceae) und wird in Indien und Südostasien seit 5.000 Jahren als heilige Pflanze verehrt. Sie ist reich an ätherischen Ölen, Carotinoiden, Xanthophyllinen,

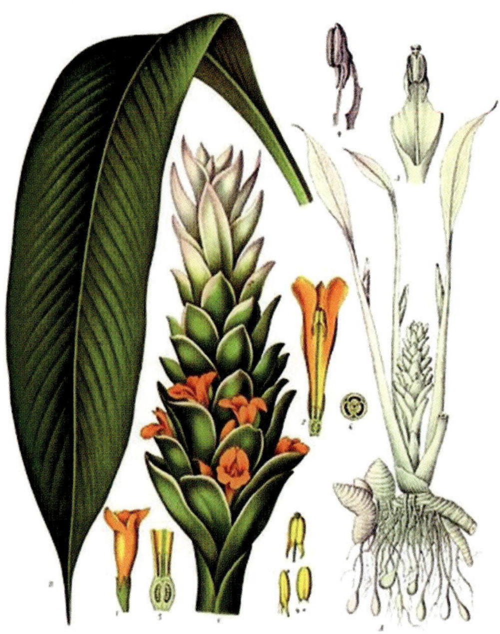

Entwicklungsstadien und Pflanzenteile der Gelbwurz (Curcuma).

Kaffeesäure und Kaffeesäurederivaten, welche vor Magenkrebs schützen. Daneben hat sie noch Polysaccharide und Stärke sowie die Mineralstoffe Zink, Selen, Kalium, Calcium, Mangan, Chrom, Phosphor, Eisen, sekundäre Pflanzenstoffe als auch die Vitamine A, B_1, B_2, B_3, C und E.

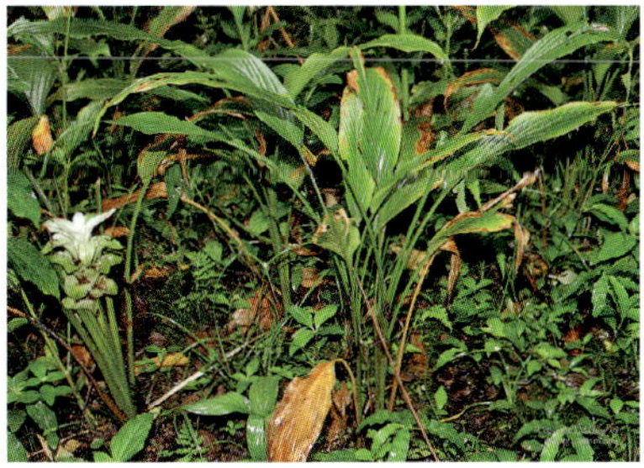

Kurkuma oder Gelbwurz (Curcuma longa)

Eine göttliche Mischung von Inhaltsstoffen, die ihre große Heilkraft erklärt: Entzündungshemmend, Leberzellstoffwechsel aktivierende und galleanregende Wirkung, Stärkung der Bauchspeicheldrüse, auch bei einer diabetischen Stoffwechsellage (der erhöhte Zuckerwert normalisiert sich), stimuliert die Magensaftproduktion und wirkt einem Entartungsprozess von Zellen (Tumorerkrankung) entgegen. Curcuma wird in Europa als Lebensmittelzusatzstoff unter der Kennung E 100 geführt und dient als Färbemittel und Geschmacksträger.

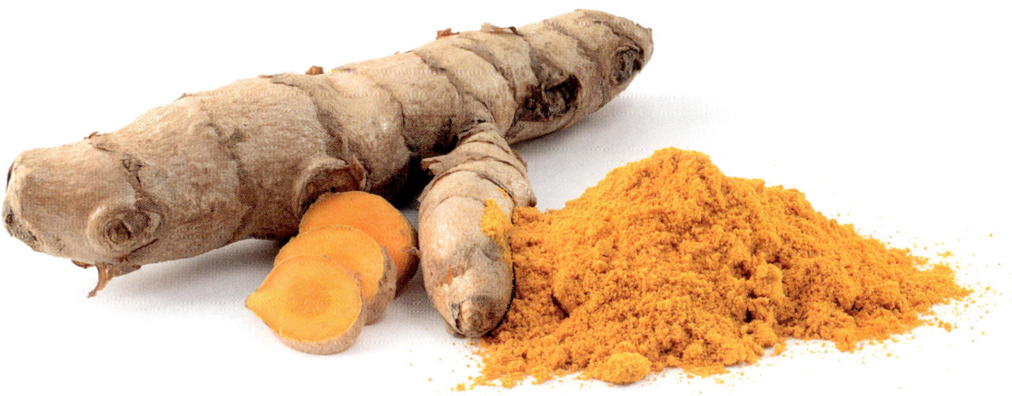

Ein Kurkuma-Rhizom und das daraus gewonnene Pulver.

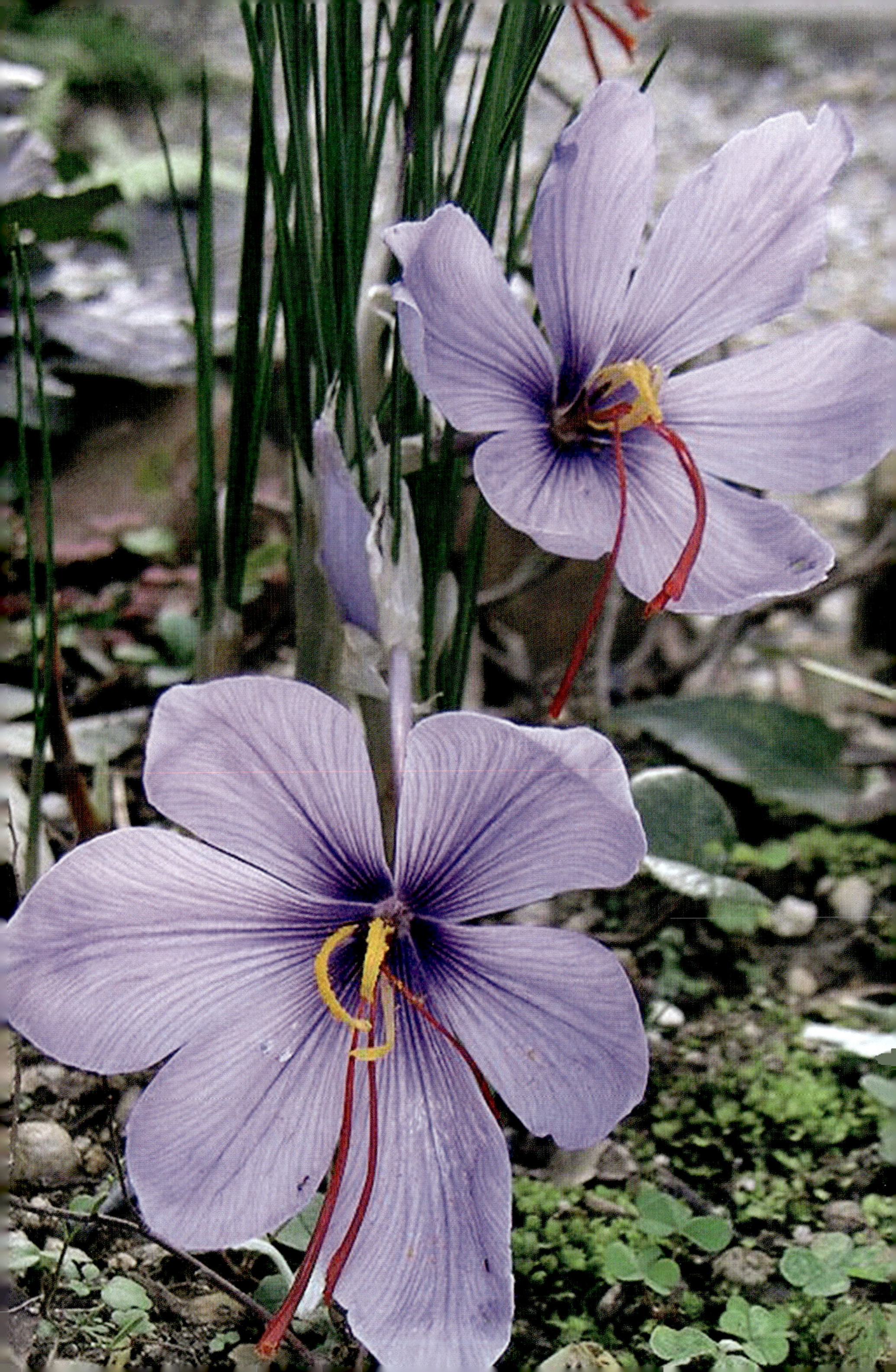

Safran – eines der teuersten Gewürze der Welt

Safran ist arabisch/persisch und bedeutet „das Gelbe". Sein wissenschaftlicher Name lautet Crocus sativus und ist eine Krokus-Art, welche im Herbst blau blüht. Aus den Narben der Krokusblüte wird der Safran gewonnen, den wir auch als Gewürz kennen. Schon im Kinderlied „Backe, backe Kuchen…" findet der Safran Erwähnung: Safran macht den Kuchen gehl, also gelb! Die Safran-Pflanze stammt aus der Familie der Schwertliliengewächse (Iridaceae) und ist eine mehrjährige Krokus-Art. Safran muss vor Licht und Feuchtigkeit geschützt werden. Er ist reich an dem Farbstoff Crocetin, ätherischen Ölen, Glucosiden, Bitterstoffen und dem sogenannten Glückshormon Safranal und zählt damit zu den teuersten Gewürzen der Welt. Ein Gramm kostet in Deutschland etwa 18 Euro. Aufgrund seiner Inhaltsstoffe gilt er als Stimmungsaufheller, hat schmerzlindernde Eigenschaften und regt die Verdauung an. In der Frauenheilkunde schätzt man den Safran zur Linderung aller Beschwerden in den Wechseljahren.

Zimt reguliert erhöhte Blutzuckerwerte

Kommen wir nun zum Zimt, botanisch auch Cinnamomum verum genannt, welcher zur Familie der Lorbeergewächse (Lauraceae) gehört und schon vor mehr als 3.000 Jahren v. Chr. dem Menschen als Gewürz bekannt war. Dabei handelt es sich um ein Gewürz aus der getrockneten Rinde von Zimtbäumen. Ursprünglich war der Ceylon-Zimt der Echte aus Sri Lanka, Burma und Bangladesch. Heute findet sich auf dem Markt auch der arabische, ägyptische und indische Zimt mit weit weniger

Aus den Krokusnarben wird das beliebte und teure Safrangewürz gewonnen.

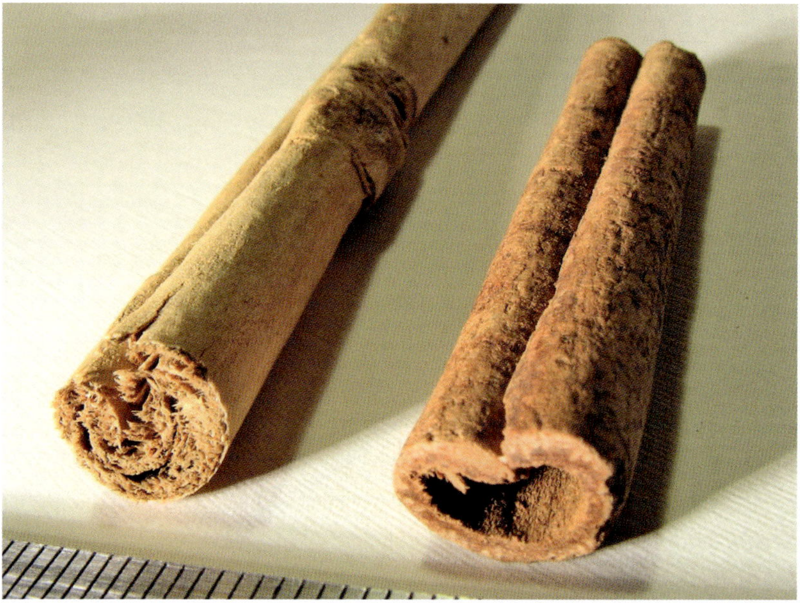

Der Echte Zimt vom Ceylon-Zimtbaum (links) und Indonesischer Zimt (rechts)

Heilkraft. Einst brachte der Portugiese Vasco da Gama (um 1469 – 1524) im Jahre 1502 von der südindischen Insel Ceylon, dem heutigen Sri Lanka, dieses Gewürz mit nach Europa.

Zimt ist fast immer auch ein Bestandteil von Currymischungen. Er hat wertvolle Inhaltsstoffe wie ätherische Öle (Eugenol u. a.), Gerbstoffe und Schleimstoffe. Die ätherischen Zimtöle wirken entzündungshemmend, desinfizierend (antiseptisch), kreislaufanregend, Blutdruck ausgleichend, regulieren erhöhte Blutzuckerwerte (Diabetes mellitus) und wirken entspannend auf die Darmmuskulatur. Und was interessant für den Kaffeetrinker sein sollte: Zimt dämpft die magenaggressiven Eigenschaften von Kaffee. Achtung der Cassia Zimt kommt aus China und wird auch als verfälschter Zimt bezeichnet. Er hat oft hohe Anteile des leberschädigenden Cumarins und ist daher sehr umstritten.

Gute Erfahrungen bei Gelenkbeschwerden

Ich habe in meiner Praxis mit einem Enzympräparat, das die vorgestellten Inhaltsstoffe enthält (z. B. Regulatpro® Arthro), sehr positive Resultate bei meinen Patienten mit akuten und chronischen Beschwerden erzielen können. Gerade in Kombination mit den Schüßler-Salzen Nr. 3 Ferrum phosphoricum D12 (kein Zungenbelag – Kälte oder kalte Anwendungen bessern), der Nr. 4 Kalium chloratum D6 (weißer Zungenbelag – Wärme oder warme Anwendungen bessern) oder der Nr. 6 Kalium sulfuricum D6 (gelber Zungenbelag – warme stickige Räume verschlechtern, kühle Luft am Abend bessert) lassen sich in vielen, meist aussichtlosen Fällen Besserung und schlussendlich Heilung erzielen. Bei dem erwähnten Enzympräparat handelt es sich um eine Kombination aus dem reinen Enzympräparat Rechtsregulat® mit den Vitaminen C und D als auch den Mineralien Kupfer, Zink, Selen.

Auch eine Schwefelverbindung namens Dimethylsulfon oder auch Methylsulfonylmethan kurz auch MSM genannt, wird in den letzten Jahren als Wundermittel bei chronischen Schmerzzuständen angeboten und ist als Inhaltsstoff enthalten. Nachgewiesenermaßen hat diese Schwefelverbindung eine entzündungshemmende Eigenschaft und kann in Kombination mit natürlichen Substanzen wie Kollagen (wesentlicher Bestandteil aller Knochen, Knorpel, Sehnen und Bänder – erhöht die Elastizität und trägt dadurch zu deren Stabilisierung bei), Glucosamin (ein Aminozucker, der im menschlichen Körper natürlich vorkommt und Bestandteil des Bindegewebes, des Knorpels und der Gelenkflüssigkeit ist – sehr wichtig für den Erhalt eines gesunden Knorpelstoffwechsel) sowie Hyaluronsäure, einem natürlichen Stoff unseres Körpers, welcher Hauptbestandteil von Gelenkflüssigkeiten ist und als „Schmiermittel" und „Stoßdämpfer" in unseren Gelenken dient, entzündungshemmend wirken.

Mehrere Wirkstoffe bei Arthrose wichtig

Eine natürliche Quelle für Glucosamin ist das Chitin von Krustentieren. Auch diese wichtigen Aufbaubestandteile hat man dem erwähnten Enzympräparat zugesetzt. Bevor wir zu den drei prägnanten Fallbeispielen kommen, möchte ich Ihnen noch die Wirkkraft der Mineralien Kupfer, Zink und Selen erläutern. Zusammen regulieren sie nahezu 400 bis 500 Steuerungsprozesse in unserem Organismus.

Meine Absicht ist, Ihnen die wichtigsten Zusammenhänge mit dem Bewegungsapparat aufzuzeigen, so dass sie nachvollziehen können, warum der Körper unter der besprochenen Therapie seine Heilungsprozesse selber vollziehen kann. Auch muss uns immer klar sein: Die Heilung macht der Körper, jedoch nur so

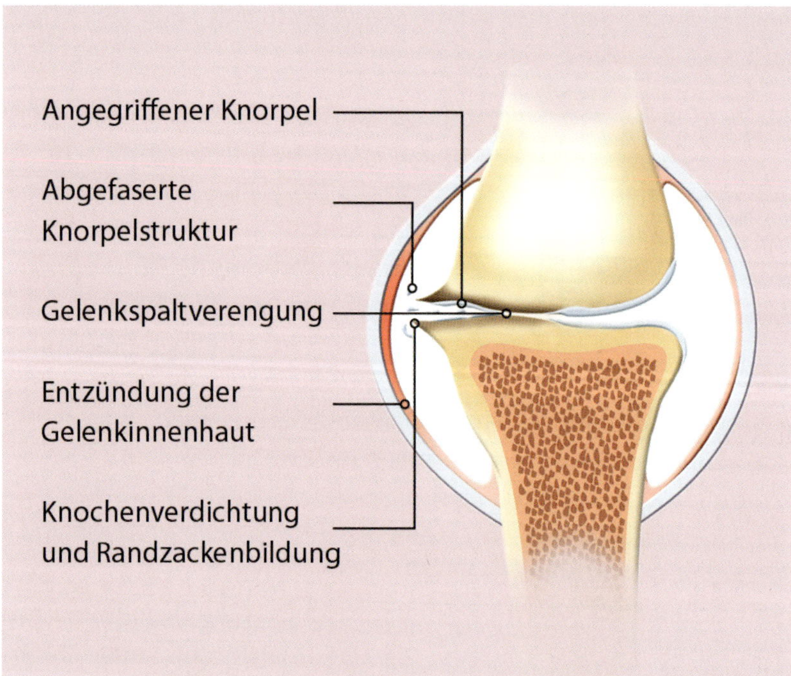

Arthrotische Gelenkveränderung

lange wie er dazu in der Lage ist. Haben wir beispielsweise an einem Gelenk eine Knorpelglatze, so kommt jede Hilfe zu spät. Hier muss leider ein künstlicher Gelenkersatz her. Aber ich habe viele Patienten behandelt, denen in der Klinik geraten wurde, schon bei Grad 3 eines arthrotischen Gelenkverschleißes sich einer Operation zu unterziehen. Der Knorpel schützt den Knochen vor Abrieb. Wenn der Knochen freiliegt, so nennt das der Fachmann Knorpelglatze. Die häufigsten Knorpelschäden, auch bei jüngeren Menschen, finden sich im Kniegelenk. Grundsätzlich kann man den Knorpelschaden in mehrere Stadien einteilen. Wie so oft in der Medizin gibt es mehrere Einteilungsschemata nebeneinander. Ich möchte Ihnen eines der gängigsten für Knorpelschäden in vier Graden nach Outerbridge vorstellen:

Grad I: Verfärbung des Knorpels, Erweichung

Grad II: Risse im Knorpel

Grad III: Defekte, die bis zum Knochen reichen

Grad IV: freiliegender Knochen (Knorpelglatze)

Ab einem Schaden dritten bis vierten Grades haben die Betroffenen häufig Belastungsbeschwerden. Eine wichtige Erkenntnis über den Knorpel ist die Aussage: Ist er einmal kaputt, so regeneriert er kaum von alleine. Das stimmt auch in gewisser Weise, wenn man nur Schmerzmittel gibt oder nichts tut und dem Körper nicht die zur Regeneration notwendigen Substanzen verabreicht. Dazu die potenzierten Mineralsalze unseres Altmeister Wilhelm Heinrich Schüßler über einen längeren Zeitraum gegeben und die Regeneration kommt wieder in Gang. Bitte anfangs das betroffene Gelenk entlasten und ggfs. bandagieren. Bewegungsbäder in Thermalquellen können ebenso hilfreich sein wie gezielte physiotherapeutische Anwendungen oder Osteopathie. Auch zeigen gerade im akuten Geschehen spezielle Akupunkturen sehr positive Ergebnisse.

Drei Elemente sind besonders wichtig

Kupfer trägt zur Erhaltung von normalem Bindegewebe (auch von Sehnen und Faszien) bei, ist wichtig bei der Bildung von roten Blutkörperchen, hat eine zentrale Rolle für den Erhalt der Funktionen unseres Nervensystems, aktiviert viele Enzyme u. a. den Pigmentstoffwechsel und ist somit lebenswichtig, weil es der Körper nicht selber bilden kann! Ohne Kupfer kann der Organismus das mit der Nahrung aufgenommene Eisen nicht verwerten.

Zink hat die Eigenschaft, Entzündungen, vornehmlich durch Viren ausgelöst, zum Abklingen zu bringen und steuert die Wundheilung. Daher ganz wichtig bei entzündlichen Prozessen an den Gelenken und am Knorpel. Aber auch eines der wichtigsten Mineralien bei Wachstumsstörungen und Hautproblemen.

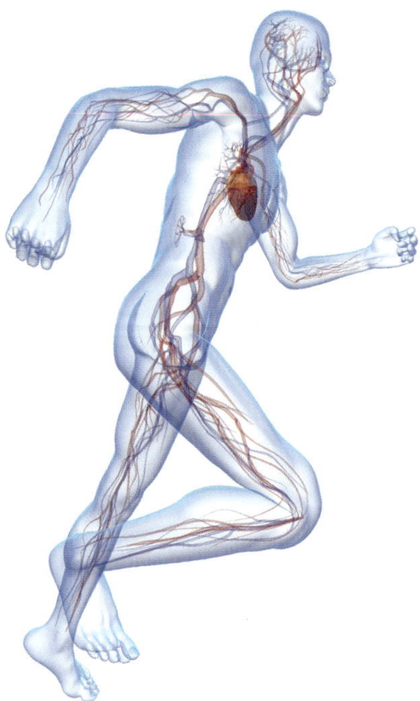

Selen ist genauso wie Jod in unserem Boden viel zu wenig vorhanden. Daher spricht man über Deutschland auch von einem Selenmangelgebiet. Dabei ist der Norden noch besser versorgt als der Süden. Selen hat eine zentrale Aufgabe: Damit einige wichtige Zellen die Stoffwechselendprodukte loswerden können, bedarf es eines Enzymes mit dem Namen Glutathionperoxidase. Damit dieses Enzym in Schwung kommt, braucht es Selen. Haben wir entzündliche Prozesse, so läuft dieses Enzym auf Hochtouren. Ist zu wenig Selen im Organismus, so können diese Regenerationsprozesse nicht vollständig vollzogen werden und eine stille Entzündung bleibt zurück. Diese Entzündung kann wiederum andere Entzündungen initiieren – zum Leidwesen vieler chronisch kranker Menschen. So hat Selen auch eine große Bedeutung im Schilddrüsenstoffwechsel und ist wohl der wahre Grund, warum es bei einem Mangel zu einer Schilddrüsenentzündung kommen kann. Über Selen habe ich eine dreiseitige interessante Abhandlung in meinem Naturarzt-Sonderdruck Nr. 2 (rotes Cover) mit dem Titel „Nachhaltige Heilung kann nur von innen kommen" verfasst. Alle meine Sonderdrucke können beim wzgverlag bestellt werden – jetzt auch als Sammelband mit dem Titel „Mit der ganzen Kraft der Naturheilkunde".

Um die Zellen vor freien Radikalen zu schützen, bedarf es neben Kupfer, Selen, Zink auch Vitamin C. In Kombination mit Vitamin D tragen sie zu einer normalen Funktion des Immunsystems bei und für einen optimal funktionierenden Energiestoffwechsel braucht unser Körper Kupfer und Vitamin C in hoher Dosierung. Fehlen diese Substanzen, so erklären sich daraus Schäden im Bindegewebe und den korrespondierenden Strukturen, wie Sehnen, Bändern, Faszien, Muskeln und letztendlich den Gelenken, die in ihrer Ganzheit bestehend sind aus Knochen, Knorpel, Muskeln, Sehnen, Bändern und Faszien.

Fall 1: Handgelenksschmerzen nach dem Sport

Nun möchte ich Ihnen drei Praxisfälle vorstellen, von denen ich glaube, dass sie Ihnen das hier Gesagte näherbringen. Der 29-jährige Marc ist ein großartiger Boxer. Er hatte sich bei einem Wettkampf die rechten Handwurzelknochen gestaucht und leidet nun seit Wochen unter mittelstarken Schmerzen. Bei meiner Inspektion des betroffenen Bereiches war alles stark geschwollen und heiß. Eine Entzündung wollte nicht weichen, obgleich ihm vom Sportarzt entsprechende Medikamente verabreicht wurden. Neben einer gezielten Schmerzakupunktur kam das Schüßler-Salz Nr. 3 Ferrum phosphoricum D12 mit einer anfänglichen Dosierung von allen 15 bis 20 Minuten eine Tablette zum Einsatz. Lokal wurde die Nr. 3 Ferrum phosphoricum Salbe messerrückendick über Nacht aufgetragen und alles ruhiggestellt. Innerlich bekam Marc noch das Regulatpro® Arthro mit dreimal zehn Milliliter für zehn Tage verabreicht. Schon nach drei Tagen waren Schwellung und Rötung am Handgelenk verschwunden. Die Schmerzen waren erträglich, so dass von den verordneten Schmerzmitteln keines mehr benötigt wurde. Bei der näheren Befragung tat Marc lokale Wärme gut. Da seine Zunge keinen Belag aufweist, bekommt er nun zur Muskelentkrampfung das Schüßler-Salz Nr. 7 Magnesium phosphoricum D6 mit fünfmal fünf Tabletten über den Tag verabreicht. Nach weiteren sieben Tagen war er völlig schmerzfrei und konnte wieder beschwerdefrei den nächsten Sieg heimfahren.

Fall 2: Knorpelschaden nach Sturz

Helga, eine 56-jährige Lehrerin, war mit dem Hund spazieren. Es war ein herrlicher Sonnentag im Frühling bis auf einmal im Wald der Hund ein Wild witterte und heftig an der Leine zog. Dabei kam Helga zu Fall und stürzte auf das linke Knie. Per Handy konnte sie glücklicherweise ihren Mann erreichen, der sie dann vom Waldparkplatz in die nächste Orthopädische Klinik fuhr. Eine CT Untersuchung (Computertomografie ≙ Schichtaufnahme) ergab einen Knorpelschaden Grad 3 – 4. Man wollte sie in der Klinik gleich operieren. Das lehnte Helga ab und kam am nächsten Tag zu mir in die Ordination.

Ich betrachtete die Zunge von Helga, welche einen gelben schleimigen Zungenbelag zeigte. Darüber hinaus waren tiefe Risse im Zungenkörper zu sehen. Ich verordnete neben dem Präparat Regulatpro® Arthro mit einer Dosierung von zweimal täglich zehn Millilitern vor dem Essen in etwas Wasser die beiden Schüßler-Salze Nr. 11 Silicea D12 und Nr. 1 Calcium fluoratum D12 im täglichen Wechsel mit zweimal einer Tablette vor dem Essen für mindestens acht Wochen. Schon nach drei Wochen kam der Telefonanruf: Alles besser. Nach acht Wochen konnte Helga beschwerdefrei wieder ihre Spaziergänge durchführen. Nach sechs Monaten Kontrolle beim Orthopäden. Dieser wunderte sich über den Vorbefund des Knorpelschadens. Er konnte nur noch Grad II diagnostizieren. Helga war mit meiner Behandlung sehr zufrieden. Ganz entzückt war sie jedoch von der Tatsache nicht operiert worden zu sein. Ich empfehle ihr weiterhin die Mittel unverändert fortzuführen. Denn eines muss uns klar sein. Die Heilung macht der Körper. Wir geben ihm nur die Bausteine und den Heilimpuls durch die potenzierten Schüßler-Salze.

Fall 3: Schmerzhafte Schulterbeschwerden

Auch der dritte Fall zeigt uns, dass eine chronische Schultergelenkserkrankung eines 69-jährigen Rentners unter unserer Regulationsbehandlung heilen kann, welches zuvor keiner für möglich hielt. Der Patient kam mit der Diagnose einer Frozen Shoulder (englisch für „gefrorene", steife, auch „verkalkte" Schulter) oder schmerzhafte Schultersteife oder Duplay-Syndrom auch Bizeps Syndrom zu mir in die Ordination, nachdem er zuvor von acht verschiedenen Ärzten erfolglos behandelt wurde. Dabei handelt es sich um eine weitgehende, schmerzbedingte Aufhebung der Beweglichkeit des Schultergelenkes.

Für solch eine schmerzhafte Schultersteife können die unterschiedlichsten Ursachen zugrunde liegen. Der Begriff beschreibt lediglich die klinische Tatsache der schmerzbedingten Aufhebung der Beweglichkeit dieses Schultergelenkes. Im Gegensatz zur Blockierung besteht diese in allen möglichen Bewegungsebenen.

Was tun? Die Zunge zeigte einen weißen Belag und der Herr sagte, dass Saunabesuche ihm guttun (Wärme bessert). Somit war mir klar: Hier bedarf es der Nr. 4 Kalium chloratum D6 mit sechsmal täglich einer Tablette über den Tag gelutscht und dem bereits erwähnten Enzympräparat für die Gelenke. Schon nach drei Wochen kam die Nachricht: Leichte Besserung. „Es tut sich was in der Schulter". Nach acht Wochen berichtet mir der Patient, der 380 km von mir entfernt lebt, dass er fast beschwerdefrei sei. Ich schau mir das Ganze nochmals an. Kein Zungenbelag mehr, aber alles steht wie unter Spannung in der Endstreckung. Er bekommt noch zwei Schmerzakupunkturen und die Nr. 7 Magnesium phosphoricum D6 mit fünfmal fünf Tabletten über den Tag.

Regulatpro® Arthro wird unverändert fortgeführt. Nach weiteren drei Wochen war der Patient beschwerdefrei. Und blieb es in der Nachbeobachtung – bisher sechs Monate. Es gilt abzuwarten.

5 Schuppenflechte, Übergewicht und Bluthochdruck: So helfen Enzyme und Schüßler-Salze

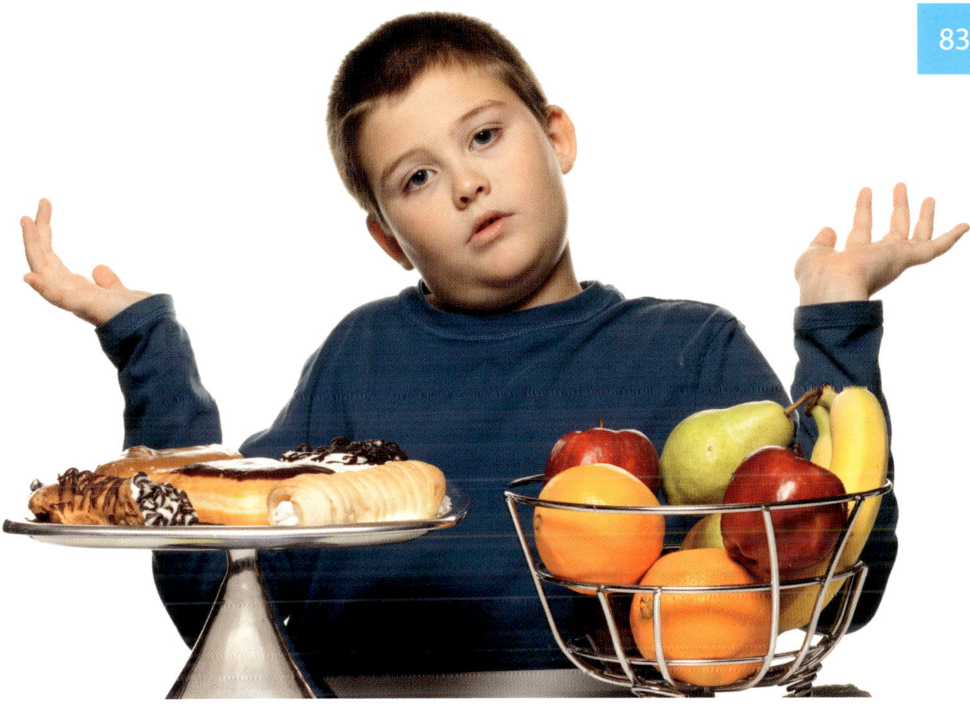

Problemfall: Metabolisches Syndrom

Ohne Enzyme gäbe es kein Leben. Weder im Tier- noch im Pflanzenreich. Selbst die kleinsten Bewohner dieser Erde könnten nicht existieren, würde es keine Enzyme geben. Und ohne Pflanzen würde es keinen Sauerstoff geben. Sie sehen also, wie wichtig Enzyme sind. Nicht nur zum Überleben, sondern vielmehr, dass Leben in menschlicher Form vor sehr langer Zeit überhaupt entstehen konnte verdanken wir den Enzymen.

Immer häufiger finde ich bei Neupatienten, welche erstmalig sich bei mir in der Praxis vorstellen, ein Metabolisches Syndrom. Das Metabolische Syndrom gilt als der entscheidende Risikofaktor für koronare Herzkrankheiten, also den Gefäßerkrankungen am Herzen als auch am übrigen Herz-Kreislaufsystem. Dabei handelt es sich, salopp gesagt, um eine sehr starke Stoffwechselstörung. In Deutschland sind nahezu 40 Millionen Menschen vom Metabolischen Syndrom betroffen – das ist jeder zweite in der Bevölkerung. Und es hat den Anschein, dass die Zahl jährlich unverändert ansteigt. Nach Einschätzung der Internationalen Diabetes Foundation liegt dann ein solches Syndrom vor, wenn folgende Kriterien vorhanden sind:

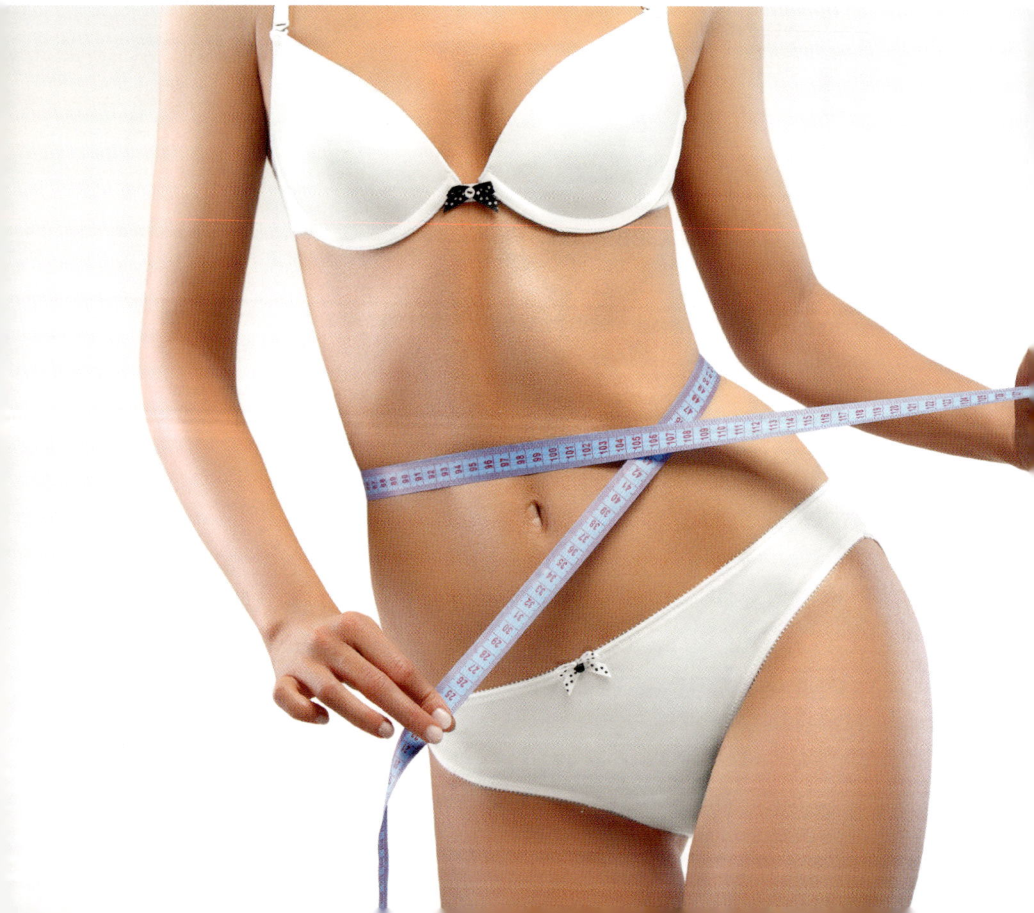

- Vorliegen einer bauchbetonten (so genannten zentralen) Fettleibigkeit: bei Männern Taillen-Umfang größer gleich 93 Zentimeter und bei Frauen größer gleich 80 Zentimeter.
- Eine Zuckererkrankung (Diabetes mellitus Typ 2) mit Nüchternblutzuckerwerten von über 100 mg/dl, sowie
- erhöhte freie Blutfettwerte (Triglyceride) von über 150 mg/dl.
- Ein niedriges HDL-Cholesterin unter 40 mg/dl bei Männern und unter 50 mg/dl bei Frauen sind ebenso Indizien dafür wie auch
- Blutdruckwerte von über 130 mm Hg systolisch und über 85 mmHg diastolisch.

Gefährlich: Folgeerkrankungen

Solche metabolische Stoffwechselerkrankungen wie Diabetes mellitus führen früher oder später zu sehr schlimmen Folgeerkrankungen, da im Organismus immer mehr freie Radikale (ROS) gebildet werden. Dabei handelt es sich um sehr aggressive Sauerstoffverbindungen, welche unsere Zellwände schädigen und dadurch zu einer massiven Belastung unseres Bindegewebes beitragen. Die Folge ist, dass Stoffwechselendprodukte nicht mehr abtransportiert werden können und die Zellen vornehmlich des Bindegewebes von den eigenen Schlacken und Zellgiften wie beispielsweise Ammoniak, biogene Amine und diversen Säuren lahmgelegt werden.

Infolge dieser Situation können unsere Körperzellen nicht mehr ausreichend mit frischem Sauerstoff versorgt werden und gehen unter oder entarten, da sie ihren Zellstoffwechsel auf Gärung umstellen.

Die daraus resultierenden Zellen sind Krebszellen.

Aber nicht nur der Abtransport wird massiv gestört, sondern auch die Zellversorgung via Blutbahn ist ab einer bestimmten Stufe nicht mehr oder nur noch deutlich vermindert möglich. So gelangen zu wenig Sauerstoff, Kohlenhydrate, Eiweiße und Fette als auch Vitamine, Mineralien und sekundäre Pflanzenstoffe in die Zellen, da die Zufahrtswege in wahrsten Sinne des Wortes dicht sind. Die weiteren Folgen sind Minderversorgung der Nervenzellen.

Aber auch die Gefäßzellen werden durch die ROS geschädigt. So finden sich gerade bei Patienten mit einer diabetischen Stoffwechsellage vermehrt folgende Krankheitsbilder: Nervenendschädigungen (Polyneuropathie), Impotenz, Schlaganfall und Herzinfarkt, Thrombosen und Embolien (Gefäßverschluss), Atemnot, chronisches Bronchialasthma oder COPD (chronisch obstruktive Lungenerkrankung), Harnsäureanstieg, Gichtanfall, Gelenkentzündungen, Blindheit, offene Beine / Unterschenkelgeschwüre (Ulcus cruris) und Amputationen von Gliedmaßen, zunehmendes Versagen der Nieren bis hin zur Dialyse und vieles mehr. So erklärt sich auch, warum diese Patientengruppe mit einer diabetischen Stoffwechsellage ein deutlich höheres Risiko für kardiovaskuläre Sterblichkeit (Erkrankung an den Herzkranzgefäßen mit Todesfolge) im Vergleich zur Normalbevölkerung haben.

Diabetische Stoffwechsellage: Risiko für viele Beschwerden

Weitere Beschwerden sind Kreuzschmerzen, dicke Beine (Ödeme), Müdigkeit, Schlafstörungen, Trägheit, Verstopfung, imperativer Stuhldrang (explosionsartige Entleerung des Darmes) oftmals sogar während des Essens, Heißhungerattacken und Stimmungsschwankungen (Depression, Aggression, Panikattacken) aber auch ein Aufmerksamkeitsdefizitsyndrom (ADS) oder gar ein Burn-out kann daraus resultieren. Ebenso zeigen Veränderungen an der Haut wie Haarausfall, Falten, Risse, Ekzeme, Akne und vieles mehr eine Störung im Stoffwechsel an.

Diesen Patienten verordne ich als Basistherapie ein Enzympräparat, welches zusätzliche Vitamine, Mineralstoffe und Spurenelemente enthält. Bewährt hat sich in meinem Praxisalltag ein Kombinationspräparat (Regulatpro® Metabolic), denn hierbei hat der Patient nur eine Flasche auf dem Tisch stehen und die Tatsache, dass gerade beim älteren Menschen etwas vergessen wird einzunehmen, minimiert sich.

Frische Luft, gesunde Nahrung und Licht sind die Hauptenergielieferanten für unseren Körper. Daraus stellen wir unsere Energie (ATP) in den Kraftwerken der Körperzellen (Mitochondrien) her. Eine sechsmonatige Verzehrstudie von Regulatpro® Metabolic ergab einen Zunahme um das Dreifache an Energiewerten in den Zellen (ATP = Adenosintriphosphat – eine Verbindung mit der unser Organismus Energie speichern kann) auf sagenhafte 187 Prozent. Parallel zur Zellenergie stieg auch die Leistungsfähigkeit um deutlich spürbare 53 Prozent und die Konzentrationsfähigkeit um 58 Prozent an. Gleichzeitig zur Energieerhöhung verringerte sich der hoch gefährliche oxidative Stress, gemessen durch den empfindlichen Marker Nitrotyrosin im Blut der Teilnehmer um durchschnittlich 44 Prozent.

Die Folge war ein Zuwachs an Kraft, Energie und Stressverminderung mit gleichzeitiger Zunahme an Entspannung was sich bei 80 Prozent der Studienteilnehmer auch in einem verbesserten Schlaf bemerkbar machte.

Natrium sulfuricum beseitigt Stoffwechselblockaden

In meiner Praxis kombiniere ich dieses Enzympräparat mit dem Schüßler-Salz Nr. 10 Natrium sulfuricum D6, dem potenzierten Glaubersalz, um blockierte Stoffwechselprozesse wieder in Gang zu setzen. Glaubersalz kennen viele von der Fastenzeit, um damit den Darm zu reinigen. Der geniale Geist Schüßlers hatte jedoch die Idee, das Glaubersalz potenziert anzuwenden, um bei chronisch Kranken in allen Körperzellen einen reinigenden Prozess anzustoßen. Dadurch lässt sich in vielen Fällen innerhalb kürzester Zeit eine Verbesserung der gesundheitlichen Situation beim Patienten erreichen.

Gerade bei einer diabetischen Stoffwechsellage hat sich dieses potenzierte Mineralsalz in vielen Fällen in meiner Praxis sehr bewährt. Werden zeitgleich alle wichtigen Vitalstoffe in ausreichender Menge dem Kranken angeboten, so haben wir die beste Voraussetzung geschaffen, um eine Wende einzuleiten. Lassen Sie mich daher an dieser Stelle einen Praxisfall vorstellen, so dass jeder nachvollziehen kann, was eine ganzheitliche Therapie alles zu leisten vermag.

Rentnerin mit multiplen Beschwerden

Gerlinde ist eine rüstige 67-jährige Rentnerin, welche über 40 Jahre als Bürokraft in einer Behörde tätig war. Seit fast zehn Jahren leidet sie an einer diabetischen Stoffwechsellage, was ihren Hausarzt veranlasste, ihr ein entsprechendes blutzuckersenkendes Präparat (Glibenclamid) zu verordnen. Auf Nachfrage berichtet Gerlinde unter einer ausgeprägten Müdigkeit und Erschöpfung zu leiden. Wegen ihres erhöhten Blutdruckes bekam sie vom Kardiologen (Herzspezialist) drei blutdrucksenkende Präparate (Calciumantagonist, ACE-Hemmer, AT-II-

Blocker) und ein Entwässerungsmittel (HCT = Hydrochlorothiazid) rezeptiert.

Innerhalb der letzten fünf Jahre ist ihr Gewicht unter obiger Therapie um 17 Kilogramm angestiegen. Bei 1,74 cm wiegt Gerlinde mittlerweile 100 kg und weist einen BMI (Body-mass-index) von 32,5 auf, was deutlich im Bereich der Adipositas (Fettsucht) liegt. Ihr Nüchternblutzuckerwert liegt deutlich über 100 mg/dl, meist zwischen 120 – 140 mg/dl und der Langzeitblutzuckerwert HbA1c um die 7,5 Prozent (Normwert unter 6 Prozent). Dieser Wert gilt als das Blutzuckergedächtnis und ist in der Diabetes-Behandlung ein wichtiger Messwert zur Kontrolle.

Was verstehen wir nun unter diesem HbA1c-Wert? Hämoglobin ist der rote Blutfarbstoff und er möglicht den Transport von Sauerstoff aus der Lunge in die Zelle und den Abtransport von Kohlendioxid aus der Zelle zum Abatmen in die Lunge.

Es gibt beim Menschen verschiedene Hämoglobin-Typen. Das normale Hämoglobin beim Erwachsenen wird als HbA bezeichnet. Bindet sich ein Zuckerteilchen im Blut an das Hämoglobin, bezeichnet man das als Glykierung. Glykiertes, also „verzuckertes“ Hämoglobin erhält in der Namensgebung den Zusatz (HbA1). Der größte Teil dieser Zuckeranlagerung hängt an einer bestimmten Untereinheit des Hämoglobins. Diese Untereinheit des Hämoglobins wird mit dem Zusatz c ausgedrückt (HbA1c). Ist der Blutzuckerspiegel recht hoch, binden sich naturgemäß mehr Zuckerteilchen an das Hämoglobin. Sinkt der Zuckerspiegel, so lösen sich die Teilchen wieder. Ein Diabetes-Patient hat jedoch längerfristig einen erhöhten Blutzuckerspiegel. Dadurch wird die Bindung zwischen Zucker und Hämoglobin fest und unlösbar. Sie bleibt so lange bestehen, bis die roten Blutkörperchen am Ende ihrer Lebenszeit abgebaut werden. Das ist etwa nach drei Monaten der Fall.

Der HbA1c-Wert: Was sagt er aus?

Der HbA1c-Wert gibt also Auskunft darüber, wie hoch die Zuckerkonzentration durchschnittlich innerhalb der letzten Wochen im Blut des Patienten war. Man beachte: Ein gesundes rotes Blutkörperchen lebt 180 Tage (sechs Monate). Die gestörte Stoffwechsellage bei Gerlinde wurde durch die chemischen Präparate für den Blutdruck zusätzlich im wahrsten Sinne „blockiert", was aus der Namensgebung (Hemmer, Blocker) alleine schon abgelesen werden kann. So wundert es nicht, dass damit auch das Gewicht der Patientin als Zeichen einer verminderten Stoffwechselfunktion in den Körperzellen anstieg.

Gerlinde bekam von mir sechsmal täglich das Schüßler-Salz Nr. 10 Natrium sulfuricum D6 als Tablette zum Lutschen vor dem Essen und zwischendurch als auch zweimal täglich einen Esslöffel Regulatpro® Metabolic in 100 ml Wasser vor dem Essen verordnet.

Die bisherigen Medikamente wurden unverändert weitergegeben. Dreimal wöchentlich sollte die Patientin 45 Minuten flott am Stück gehen. Darüber empfahl ich ihr nichts Rohes nach 16 Uhr zu essen und Omega-3-reiche Öle wie Lein- oder Leindotteröl zu verwenden. Nach sechs Wochen kommt Gerlinde erneut in meine Ordination und berichtet mir, dass sie nach ungefähr vier Wochen der Anwendung beider naturheilkundlicher Mittel öfters einen Schwindel bemerkt habe. Sie hat mit ihrem Blutzuckermessgerät dann Werte unter 60 mg/dl festgestellt. Eine deutliche Unterzuckerung, aber ein Zeichen dafür, dass die blockierte diabetische Stoffwechsellage aufbricht und sich auf natürliche Weise der erhöhte Zuckerwert normalisiert.

Ich riet der Patienten die Einnahme von Glibenclamid zu beenden, ebenso auch das Entwässerungsmittel HCT. Sie soll in den nächsten Tagen ihren Blutzuckerwert öfters kontrollieren.

Ist er stabil unter 100 mg/dl in der Früh freuen wir uns. Vom Schüßler-Salz Nr. 10 Natrium sulfuricum D6 sollte nur noch dreimal täglich eine Tablette genommen werden.

Ihr Bericht nach weiteren sechs Wochen: Der HbA1c-Wert lag erstmals seit Jahren unter sieben Prozent ohne die chemische Zuckerkeule. Im weiteren Verlauf von sechs Monaten hatten wir es geschafft, einen HbA1c-Wert von 5,9 Prozent bei Gerlinde zu erzielen. Dieser lag völlig im Normbereich. Ihr Gewicht lag mittlerweile bei 86 Kilogramm und damit außerhalb der Gefahrenzone Adipositas (BMI 28), jedoch noch im Bereich des Übergewichtes.

23 Kilogramm Gewicht verloren

Nach einem Jahr hatte Gerlinde ein Gewicht von 77 kg und einen BMI von 25! Das ist im Bereich „Normal" und die Patientin ist überglücklich, denn inzwischen benötigt sie auch keine Blutdruckmittel mehr, besitzt wieder viel mehr Lebensfreude und hat ihren alten Schwung zurück. Die Blutdrucksenker hat sie in Absprache mit dem Kardiologen peu à peu ausgeschlichen.

Über einen Zeitraum von zwölf Monaten wurde das Enzympräparat bei Gerlinde unverändert mit zweimal einem Esslöffel täglich ohne Unterbrechung neben dem Schüßler-Salz Nr. 10 Natrium sulfuricum D6 angewendet. Dieser Fall steht exemplarisch für zahlreiche Fälle aus meiner Praxis, die mit einer ganzheitlichen Behandlung erfolgreich verliefen, vorausgesetzt die Patienten blieben konsequent bei der Sache und haben aktiv dazu beigetragen, dass sich in ihrem Leben etwas zum Positiven wenden konnte.

Lassen sie mich kurz die Vitamine und Spurenelemente charakterisieren, welche im erwähnten Enzympräparat neben den reinen Enzymbausteinen aus dem kaskadenfermentiertem Bio-Konzentrat aus frischen Früchten, Nüssen und Gemüse wirksam sind.

Gerade bei einer diabetischen Stoffwechsellage oder zur Vorbeugung derselben sind die Spurenelemente Chrom zur Aufrechterhaltung eines normalen Blutzuckerspiegels immanent wichtig als auch Zink zur Unterstützung eines gesunden Kohlenhydratstoffwechsels. Magnesium, Mangan, als auch die Vitamine B_1, B_2, B_3, B_6, B_{12} und C sind sehr bedeutend und tragen dazu bei, einen blockierten oder stark reduzierten Energie- und Zellstoffwechsel wieder zu optimieren.

Um eine ausgeprägte Müdigkeit und eine Erschöpfung zu beseitigen, bedarf es Magnesium und der Vitamine B_2, B_3, B_6, B_{12}, Pantothensäure (B_5), Folsäure (B_9) und Vitamin C. Vitamin B_1 trägt zu einer normalen Herzfunktion bei. Damit das Immunsystem wieder 100-prozentig arbeiten kann, benötigt es die Vitamine B_6, B_{12}, C, D_3 und ausreichend Zink.

Einem oxydativen Stress entgegenzuwirken oder gar die Zellen davor zu schützen, bedarf es einer ausreichenden Menge an Vitamin B_2 und C als auch Zink und Mangan. Und immer wieder stelle ich bei meinen chronisch kranken Patienten eine gestörte Nervenfunktion fest, die sich mitunter in einem aggressiven Verhalten oder einem Unruhezustand zeigt. Hierfür benötigen wir Magnesium für eine optimale Sauerstoffaufnahme in die Zellen sowie die Vitamine B_1 und B_6 für eine tadellose Informationsweitergabe über die Nervenbahnen und einer Verbesserung des Geistes- und Gemütszustandes des Patienten.

Schuppenflechte – Hautbild verbessert sich zunehmend

Ein weiteres Fallbeispiel aus meiner Praxis soll Ihnen zeigen, dass gerade bei chronischen Hautkrankheiten blockierte Regulationsprozesse beim Kranken vorliegen und es primär gilt, diese zu beseitigen, damit eine Heilung erfolgen kann. Hannes, ein 33-jähriger Bassist einer erfolgreichen Band, leidet seit seinem 15. Lebensjahr unter eine Psoriasis (Schuppenflechte), einer chronischen schubweise verlaufenden, gutartigen Hauterkrankung, die mit verstärkter Schuppung der Haut und teilweise starkem Juckreiz einhergeht. Diese tritt bei Hannes an den Händen und an beiden Ellenbogen, der Kreuzbeinregion (unterer Rücken-/Beckenbereich) sowie am Schienbein auf und alles verschlechterte sich bei ihm in der kalten Jahreszeit. Darüber hinaus leidet er an beiden Großzehen an einem Krümelnagel. Hier ist die Nagelplatte infolge der Erkrankung völlig zerstört. Alle bisherigen Maßnahmen brachten nicht den gewünschten Erfolg.

Eines Tages kam er in Begleitung seiner Freundin zu mir in die Ordination. Ich verordnete Hannes aufgrund des starken Juckreizes das Schüßler-Salz Nr. 7 Magnesium phosphoricum D6 mit anfangs fünfmal fünf Tabletten in warmen Melissentee (beruhigende Wirkung) über den Tag verteilt als auch das erwähnte Regulat-Präparat mit zweimal einem Esslöffel morgens und abends in Wasser. Für die Hautanwendung soll er sich in einer Sprühflasche (Apotheke oder Drogerie) eine Mischung aus Regulatpro® Metabolic und Wasser im Verhältnis 1 : 1 machen. Damit besprüht er anfangs häufiger (4 – 6 mal täglich) später seltener (2 – 3 mal täglich) die betroffenen Hautpartien und seine Fußnägel.

Zusätzlich fand sich bei einer Urinuntersuchung eine massive Übersäuerung seines Organismus. Ich gab ihm daher bei einem weißen-gelben Zungenbelag zusätzlich die beiden Schüßler-Salze Nr. 9 Natrium phosphoricum D6 und Nr. 11 Silicea D12 im täglichen Wechsel mit dreimal einer Tablette täglich vor dem Essen. Sie sind aus der Schüßler-Apotheke die beiden Hauptmittel der Entsäuerung.

Die Salbe Nr. 11 Silicea (Kieselsäure) sollte lokal auch auf die Zehennägel der beiden Großzehen vor dem Zubettgehen geschmiert werden, denn potenzierte Kieselsäure hat strukturgebende Effekte. Nach sechs Wochen kam der erste Bericht per Telefon: Juckreiz besser, aber an der Haut habe sich noch wenig gebessert.

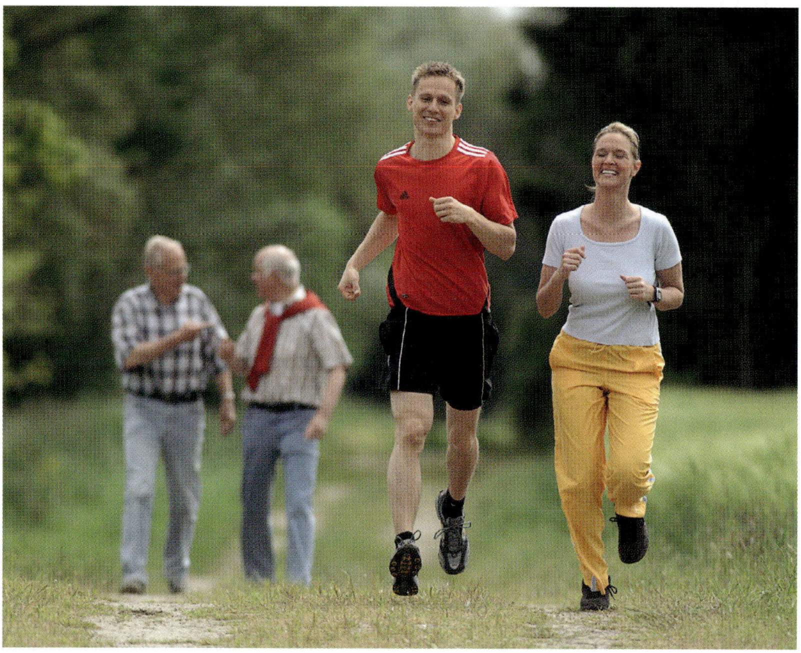

Bewegung und eine vernünftige Ernährungsweise können Übergewicht und das Metabolische Syndrom verhindern

Magnesium phosphoricum hilft bei Juckreiz

Nun konnte die Gabenhäufigkeit von der Nr. 7 Magnesium phosphoricum D6 auf dreimal täglich eine Tablette reduziert werden. Falls der Juckreiz stärker auftritt, sollte die Dosierung zeitweise wieder erhöht werden. Nach vier Monaten kam Hannes erneut zu mir in die Sprechstunde und strahlte über das Gesicht, denn es war tiefster Winter und seine Haut war deutlich besser geworden. Der Juckreiz war restlos verschwunden und die Hautstellen mussten von mir mit der Lupe betrachtet werden, um überhaupt noch eine Hautveränderung zu entdecken. Ich war mit dem bisherigen Verlauf sehr zufrieden und änderte nichts an meiner Therapie. Nach weiteren zwei Monaten war an der Haut nichts mehr zu sehen.

Die äußere Sprühanwendung des Enzympräparats wurde beendet, ebenso die Nr. 7 Magnesium phosphoricum D6 und die Nr. 9 Natrium phosphoricum D6, da Hannes keinen Zungenbelag hatte. Einzig die Nr. 11 Silicea D12 Tabletten und die lokale Salbe Nr. 11 wurden neben einer inneren Anwendung von Regulatpro® Metabolic für Monate fortgeführt. Nach über 18 Monaten hat sich an beiden Großzehen wieder ein stabiler Nagel gebildet und die Haut war bei Hannes komplett abgeheilt. In der Nachbetrachtung können wir festhalten, dass Hannes mittlerweile über zwei Jahre beschwerdefrei blieb. Es gilt abzuwarten. Inzwischen ist er Papa von einem süßen Blondschopf geworden und kommt mit seinem Sohn zu mir in die Behandlung.

6 Probleme im Mund: Mit Enzymen und Schüßler-Salzen auf dem richtigen Weg

Erkrankungen von Mundschleimhaut und Zahnfleisch erfolgreich auf natürliche Art behandelt

Dass auch Enzyme eine große Heilkraft an unserem Zahnfleisch entwickeln können, möchte ich Ihnen in diesem letzten Beitrag unserer virtuellen Reise durch die „Welt der Enzyme“ näherbringen. Ob innen oder außen, ob oben oder unten: Enzyme sind die natürlichsten Helfer um Entzündungen jedweder Art zur Ausheilung zu bringen.

Wir wissen schon seit vielen Jahrzehnten, dass wir eine Mundflora besitzen, genauso wie wir eine Darm- und eine Haut-, bzw. Schleimhautflora haben. Überall wo Innenwelt auf Außenwelt trifft, haben wir eine Kontaktfläche, die mit entsprechenden immunkompetenten Systemen und Mechanismen eindringende Feinde wie Bakterien, Viren und Pilze abwehren und unschädlich machen. Hierbei spielen Enzyme eine sehr wichtige Rolle. Fehlen diese, so können fast ungehindert krankmachende Erreger in uns eindringen und unser Immunsystem lahmlegen. Wie in einem James-Bond-Film muss der gewiefte Agent Tag für Tag auf der Hut sein, damit ihm nichts passiert und packt dann im entscheidenden Moment den Bösewicht am Kragen.

Ähnlich diesem Verhalten wachen auch an unseren gesunden Schleimhäuten immunkompetente Abwehrzellen. Doch ohne ausreichend aktive Enzyme würden diese ihre vielfältigen Auf-

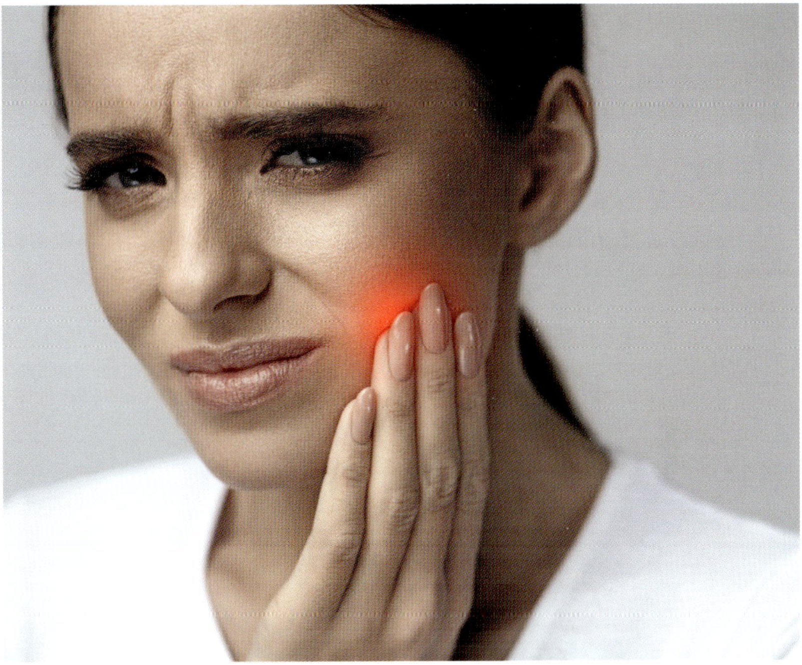

Besonders schmerzhaft: Entzündliche Prozesse am Zahnfleisch

gaben nicht meistern können. Die Folge ist eine Änderung der Flora an der Schleimhaut und hier im Speziellen dort, worauf wir heute gezielt unseren Blick richten, die Mundschleimhaut. Hierbei kommt es zu entzündlichen Prozessen am Zahnfleisch mit Bluten nach dem Zähneputzen, Erweichung des Zahnfleisches und Ablösen von den Zähnen. Das Resultat sind freiliegende sehr schmerzhafte Zahnhälse. Neben einem einzigartigen Enzymaufschluss mit lebenswichtigen Aminosäuren, Di-, Tri- und Oligopeptiden (Eiweißbausteine), Polyphenolen und Flavonoiden (sekundären Pflanzenstoffen), welche ich Ihnen schon als Rechtsregulat® Bio vorgestellt habe, kommen nun zwei weitere heilkräftige Pflanzen nämlich Cranberry und Ingwer hinzu, die neben Zink und Vitamin C dafür sorgen, einen Umkehrprozess einzuleiten.

Eine heilkräftige Beere: Cranberry

Cranberry mit lateinischer Bezeichnung auch Vaccinium macrocarpon ist zu Deutsch auch die großfruchtige Moosbeere und gehört zur Familie der Heidekrautgewächse (Ericaceae). Heimisch ist der kleine immergrüne Strauch in Nordamerika und Kanada. Verwandtschaftlich sieht man die Cranberry mit der deutlich kleineren europäischen Heidel- oder Preiselbeere.

Die Beeren sind reich an Vitamin C und den Mineralstoffen Kalium, Calcium, Magnesium und Phosphor. Sie stärken das Immunsystem und wirken einer Entzündung entgegen. Gerade an der Blasenschleimhaut verfügen sie über einen besonderen

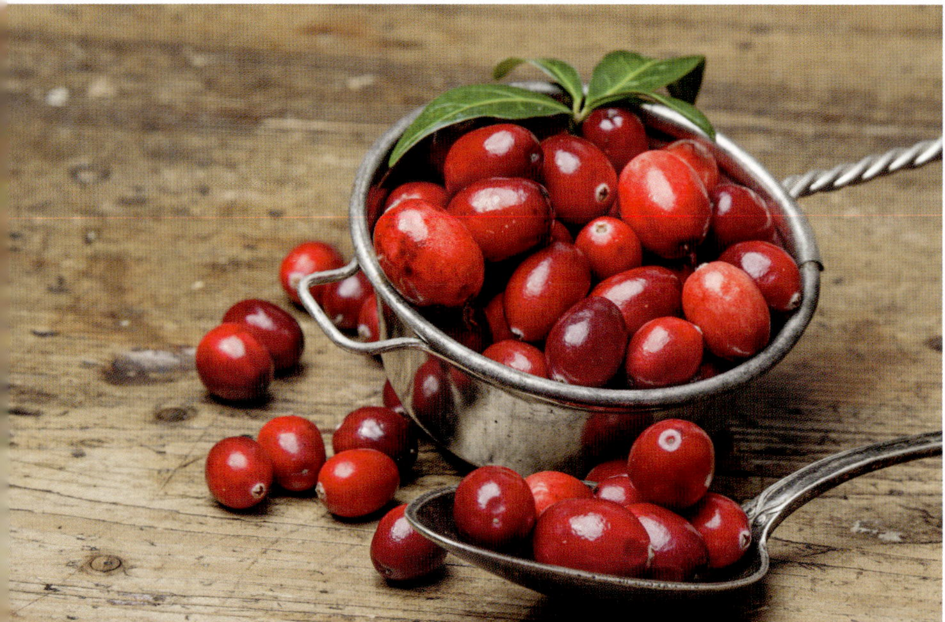

Cranberry kann die Bildung von Zahnbelag reduzieren. Die Wirksamkeit bei Mundinfektionen mit Streptococcus mutans beruht auf einer Hemmung der Biofilm-Produktion.

Mechanismus um das Andocken von Bakterien an die Schleimhaut zu erschweren. Somit hat sich diese Beere weltweit als die Topfrucht bei häufig wiederkehrenden Harnwegsinfekten bewährt. Aber allem Anschein nach hat sie generell eine große Affinität zur Schleimhaut, so dass diese gleichwohl im Mundschleimhautbereich ebenso eine famose Wirkung zeigt.

Ingwer – Heilpflanze mit langer Tradition

Wenden wir uns nun dem Ingwer zu. Kaum eine Gewürz- und Heilpflanze hat eine so lange Tradition wie der Ingwer. Die Ingwerwurzel aus Asien ist seit nahezu 5000 Jahren für ihre vielen positiven Eigenschaften bekannt und sehr beliebt. Ingwer hat eine heilende Wirkung auf den gesamten Magen-Darm-Trakt und verhütet darüber hinaus die Symptome der Reise-

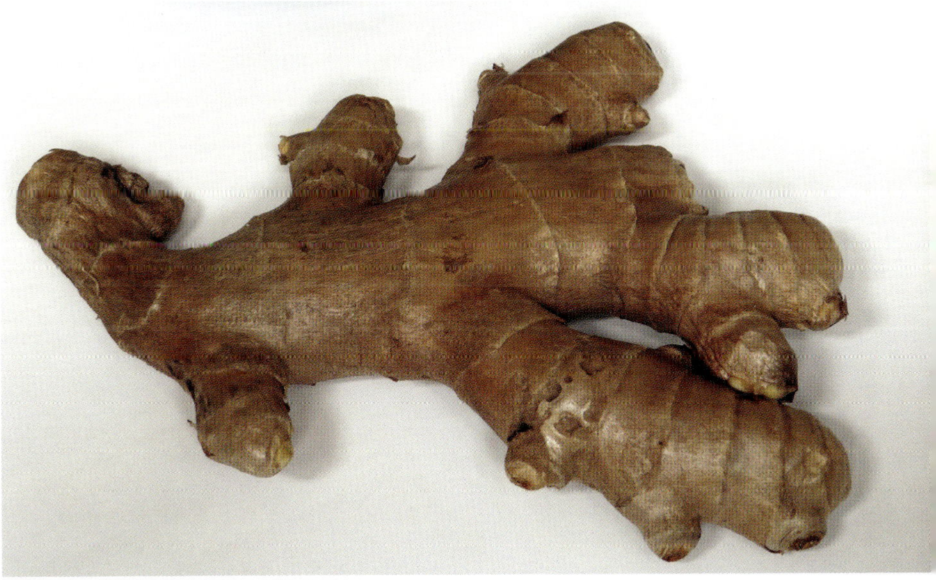

Zubereitungen aus dem „Ingwer-Wurzelstock" werden antioxidative, brechreizsenkende und entzündungshemmende Effekte zugesprochen.

krankheit wie Schwindel, Übelkeit und Erbrechen. Aber auch bei rheumatischen Beschwerden, vornehmlich bei Rückenschmerzen, wird er mit großem Erfolg angewendet. Er leitet Stoffwechselschlacken rasch aus und verbessert dadurch die Durchblutung, mindert einen schlechten Körpergeruch, stärkt die Abwehrkräfte und hat eine hustenstillende Wirkung, da Ingwer über erwärmende und zugleich schweißtreibende Eigenschaften verfügt.

Aber auch bei Migräneattacken, Kreislaufstörungen, Potenzstörungen beiderlei Geschlechts und Menstruationsbeschwerden wird er traditionell erfolgreich verordnet. Aus dem Sanskrit-Wort Sringa-vera, das „geweihförmig“ oder „mit Geweihsprossen versehen“ bedeutet, leitet sich das deutsche Wort Ingwer, das lateinische Zingiber, das französische Gingimbre und das englische Ginger ab. Er gehört zu den wichtigsten Heilmitteln sowohl der Ayurveda-Medizin (die älteste Medizin der Welt) in Indien als auch der Traditionellen Chinesischen Medizin (TCM).

Die ältesten Aufzeichnungen stammen vom Urkaiser Shennong (ca. 2800 v. Chr.), der als Vater der Pflanzenheilkunde gilt. Für ihn war Ingwer eine königliche Pflanze, denn die sollte den gesunden Menschen vor Krankheit bewahren und seine Lebenskraft stärken. Von Konfuzius (551 – 479 v. Chr.) ist überliefert, dass er stets als Nebengericht eine Schale Ingwer gereicht bekommen haben soll. Im alten China wurde Ingwer als Würzmittel für Fleisch und getrockneten Fisch verwendet, Wildgerichte mit Ingwer und Essig galten als Tonikum.

Marco Polo: Ingwer zu Beginn der Winterzeit

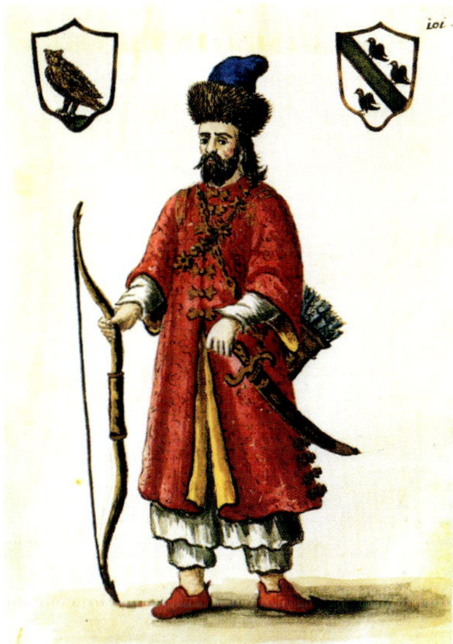

Der weitgereiste Marco Polo (ca. 1254 - 1324), ein venezianischer Händler, berichtet gerade zu Beginn der Winterzeit über den Verkauf von kandiertem und in Honig eingelegtem Ingwer auf den Straßen. Wie in den Märchen von 1001 Nacht gilt er heute noch als Aphrodisiakum. Dioskurides (1. Jhd. n. Chr.) lobte ihn in seiner Arzneimittellehre wegen seiner verdauungsfördernden Eigenschaften und Galenos von Pergamon, genannt Galen (um 129 - 216 n. Chr.), Arzt römischer Aristokraten, schwärmt von den wärmenden Eigenschaften des Ingwers: „Er bewirkt eine kräftige Hitze, aber nicht beim ersten Kontakt, wie Pfeffer".

Im alten Rom zählte Ingwer sogar zu den vier wichtigsten Arzneien. In Mitteleuropa ist der Ingwer seit dem 11. Jahrhundert bekannt und wird in fast allen mittelalterlichen Kräuterbüchern erwähnt. So bei Hildegard von Bingen (1098 – 1179) in ihrer Physica, bei Paracelsus (1493 – 1541) oder später in dem 1557 erschienenen „Kreuterbuch" des Frankfurter Arztes Adam Lonitzer (1528 – 1586). In den Königshäusern Europas war Ingwer ein begehrtes Gewürz. Friedrich der Große („der Alte Fritz", 1712 – 1786) ließ seine Suppen mit Ingwer würzen, genauso wie Ludwig XIV., dessen Mätresse Marie Comtesse du Barry (1743 – 1793) dem „Sonnenkönig" nicht ohne Hintergedanken gerne ein Omelette mit frischem Ingwer servieren ließ. Ingwer gehört zur äußerst artenreichen Familie der Ingwergewächse (lat. Zingiberaceae), die nicht nur interessante, schöne Blüten besitzt, sondern vor allem durch die zahlreichen Exkretzellen (Einzelölzellen), in denen sich das flüchtige ätherische Öl und die „Scharfstoffe" befinden, charakterisiert ist.

Ingwer wächst mehrjährig, wird über einen Meter hoch, hat schilfartig lange Blätter und bildet einen gelb-roten Blütenstand. Er ist in den feuchtwarmen Tropenwäldern Hinterindiens beheimatet und wird in vielen tropischen Ländern (Sri Lanka, Südchina, Indien, Jamaika u.a.) kultiviert. Sein Geruch ist aromatisch, häufig nach Zitrone riechend. Sein Geschmack ist brennend scharf und wird als sehr würzig bezeichnet. Der Gehalt an ätherischem Öl beträgt mindestens 1,5 Prozent. Dieses besteht aus etwa 150 Einzelverbindungen, darunter alpha-Terpineol, Geraniol, Neral, welche für die blumig-zitronenartige Geruchsnote verantwortlich sind. Ein weiterer Hauptgeruchsträger ist das Zingiberol sowie die für den Geschmack und die therapeutische Wirksamkeit wichtigen nicht wasserdampfflüchtigen Scharfstoffe, die Gingerole. Aus diesem Grund wurde der Ingwer als wichtiger Baustein in das Präparat Regulatpro® Dent mit aufgenommen.

Zink als Schutzschild

Das Spurenelement Zink ist Bestandteil von mehr als 300 Enzymen, die an vielen wichtigen Reaktionen im Zellstoffwechsel beteiligt sind. Vornehmlich Viren werden durch Zink wie von einem Schutzschild abgewehrt. Daher wundern sich auch die Wenigsten, dass zur Grippesaison Zinktabletten in der Apotheke wie warme Semmeln weggehen. Vitamin C ist ein echtes Multitalent und stärkt die Immunregulation durch seine antioxidative Wirkung enorm. Diese wird durch einen synergistischen Prozess mit den sekundären Pflanzenstoffen verstärkt, was dazu führen kann, dass entzündliches Zahnfleisch abheilt und es darüber hinaus zur Kräftigung des Zahnfleisches kommt. Auch gerade ältere Menschen mit Zahnprothesen und den daraus resultierenden Druckstellen und Reizungen profitieren von diesen Inhaltsstoffen. Immer wieder erlebe ich es im Praxisalltag, dass mir Patienten von operativen Eingriffen am Zahnfleisch beim Zahnarzt berichten, die sehr schmerzhaft sind.

Diese Prozeduren werden sicherlich nur noch deshalb von manchen Zahnärzten durchgeführt, weil sie das bewährte Enzympräparat noch nicht kennen. Ich konnte sicherlich an mehr als hundert Fällen zeigen, dass all diese Entzündungen des Zahnfleisches, der Fachmann spricht von einer Parodontitis, ein weit fortgeschrittener Zustand wird auch als Parodontose bezeichnet, unter einer kontinuierlichen Anwendung dieses Enzympräparates abgeheilt sind. Aber bitte erwarten Sie nach zwei oder drei Wochen keine Wunder. In der Regel zeigen sich nach zwölf Wochen deutliche Zeichen einer Besserung. In manchen Fällen musste die Anwendung über ein Jahr oder länger erfolgen. Aber völlig schmerzfrei – im Gegensatz zu einem operativen Eingriff! Bedenken Sie wie viele Tage sie nach einem solchen Eingriff krankgeschrieben werden müssen. Eine frische, teils offene Wunde im Mund hindert auch am richtigen Kauen und schränkt das Essen massiv ein. Mancher Zeitgenosse hat dabei innerhalb von 14 Tagen drei bis fünf Kilo Gewicht verloren.

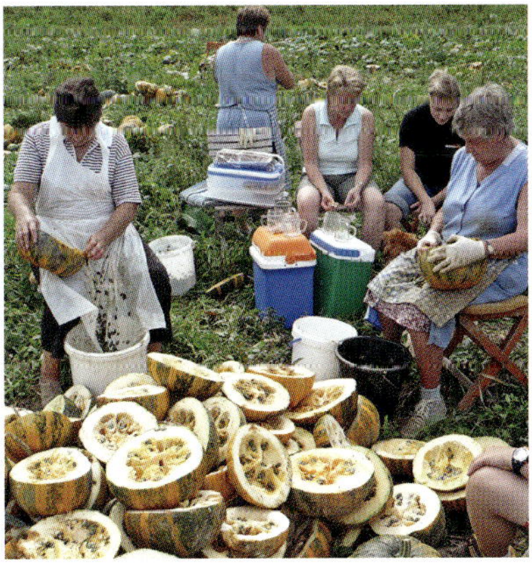

Kürbiskerne sind neben Vollgetreide (Haferflocken), Hülsenfrüchten, Ölsamen und Nüssen gute Quellen für Zink.

Kalium chloratum D6 für empfindliche Mundschleimhäute

Meistens kombiniere ich bei einem bestehenden weißen Zungenbelag des Patienten das Enzympräparat mit dem Schüßler-Salz Nr. 4 Kalium chloratum D6 mit einer Dosierung von dreimal täglich einer Tablette vor dem Essen gelutscht.

Gerade die Nr. 4 Kalium chloratum D6 ist das Schleimhautmittel, welches Dr. med. Wilhelm Heinrich Schüßler (1821 - 1898), der Begründer der gleichnamigen Mineralstofflehre, schon in den höchsten Tönen lobte. Seiner Ansicht nach ist die Schleimhautirritation mit einer Störung im Mineralsalzhaushalt der Zellen vornehmlich von Kaliumchloridionen gleichzusetzen. Gleicht man die Störung innerhalb und außerhalb der Zellen im Sinne eines „Steady states" zu Deutsch Gleichgewichtszustandes aus, so kommt der gestörte Zellstoffwechsel wieder in Balance. Die Zellfunktionen laufen wieder optimal ab und eine Entzündung klingt ab oder ein degenerativer Prozess kommt gar zum Stillstand bzw. wird sogar umgekehrt. Nur so, liebe Leserinnen und Leser, können wir uns auch mit heute gültigen physiologischen Abläufen an der Zellmembran die Heilkraft der Schüßler-Salze begreiflich machen. Bedauerlicherweise gibt es keine Forschungsprojekte zur Untersuchung der Wirkweise von Schüßler-Salzen. Vielleicht ändert sich dies in naher Zukunft.

Der Darm und die Zähne sowie die gesamte Mundhöhle bilden nach chinesischer Philosophie eine Einheit. Heute müssen wir den alten Chinesen Recht geben. Ist die Darmflora, das Mikrobiom im Darm gestört, so können wir verstärkt die Auswirkungen u. a. an den Schleimhäuten, selbstredend auch im Mund in Form von „silent inflammations", das sind stille Entzündungen, die keine akuten Schmerzen verursachen oder als akute entzündliche Prozesse in Erscheinung treten, beobachten.

Parodontose, Schlafstörungen und Zahnprobleme

Wenden wir uns nun dem ersten Fallbeispiel zu. Jean, ein 43-jähriger Orchesterchef, leidet seit vielen Jahren schon an einer chronischen Parodontose. Bei kalten oder heißen Speisen fährt es ihm in die verschiedensten Zähne, was sehr schmerzhaft ist. Daher achtet er insbesondere beim Essen auf die für ihn beste Temperatur der Speisen. Er leidet darüber hinaus unter ausgeprägten Schlafstörungen durch den massiven Stress am Arbeitsplatz. Bei der Inspektion der Mundhöhle findet sich ein dicker weißer Zungenbelag auf dem hinteren Teil der Zunge. Manche Zahnhälse liegen frei und an bestimmten Stellen ist das Zahnfleisch weich und zwei Zähne wackeln. Er kommt zu mir in die Ordination, weil er eine ganzheitliche Therapie möchte. Ihm ist klar, dass diese Behandlung mehrere Monate in Anspruch nehmen wird und er auch einiges in seinem Leben umstellen muss.

Beginnen wir mal mit seinen Essgewohnheiten: Nach 16 Uhr sollte er nichts Rohes wie Obst und Gemüse essen. Auch keinen Salat! Das könnte nämlich zu massiven Fäulnis- und Gärprozessen führen. Schweinefleisch bitte weglassen. Dafür lieber ein Steak oder einen Braten. Glutenhaltiges Getreide meiden, da es chronische Entzündungen an der Darmschleimhaut auslösen kann. Glutenfreies Getreide wie Amaranth, Quinoa, Buchweizen, Hafer, Hirse, Mais und Reis sollte er in den Speiseplan mit einbauen. Vitalstoffeiche Nahrung ist die Devise und keine vitalstoffarme Kost. Auch sind Kartoffelgerichte schmackhaft, gut bekömmlich und machen obendrein noch basisch, vorausgesetzt die Kartoffel wurde nicht in Fett gebacken.

Kokosöl, Bewegung und Omega-3-Fettsäuren sind Teil der Therapie

Auch sollten gute Omega-3-Fettsäuren aus kaltgepressten Ölen z.B. Lein- oder Leindotteröl täglich konsumiert werden. Im Gegensatz zu den Omega-6-Fettsäuren, welche eine Entzündung auslösen können, hemmen die Omega-3-Fettsäuren einen entzündlichen Prozess. Bitte diese Öle nicht erhitzen. Zum Braten Kokosnussöl benutzen. Dreimal wöchentlich 45 Minuten am Stück flott gehen. Allein diese Maßnahme verbessert den Fettstoffwechsel dergestalt, dass das „gute" HDL-Cholesterin ansteigt und das „schlechte" LDL-Cholesterin abfällt. Desgleichen

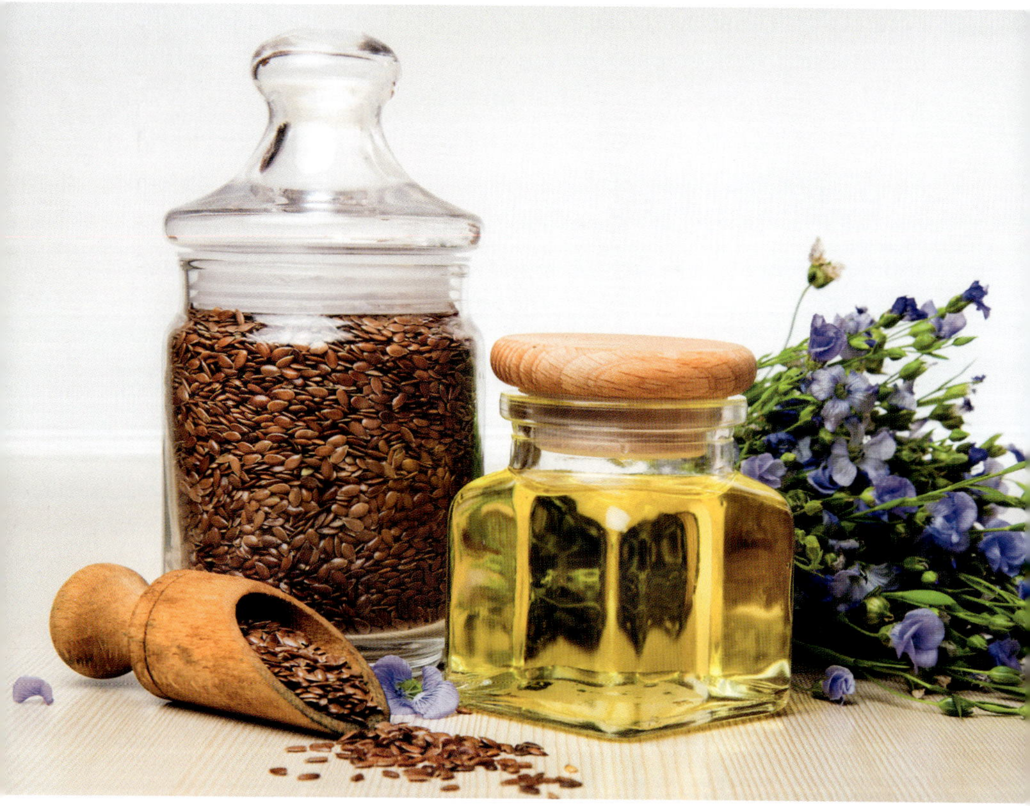

wird er angehalten den Stress am Arbeitsplatz abzubauen und sich mehr Freiräume zu schaffen. Ab und zu ein Glas Wein oder Bier ist in Ordnung, nur sollten Zucker, Nikotin und Medikamente wie Antibiotika soweit als möglich weggelassen werden.

Falls ein Antibiotikum wirklich einmal notwendig sein sollte, so geben wir dazu ein Probiotikum, bevorzugt mit Milchsäurebakterien (Lactobazillen). Die weitere Therapie besteht aus anfangs sechs Tabletten des Schüßler-Salzes Nr. 4 Kalium chloratum D6 über den Tag verteilt lutschen und zweimal täglich einen Esslöffel Regulatpro® Dent vor dem Essen, am besten morgens und abends, für eine Minute den Mund spülen und anschließend schlucken. Ich empfehle dies so ausdrücklich meinen Patienten.

Oftmals werde ich gefragt, ob denn der saure Geschmack für den Zahnschmelz oder das Zahnfleisch gefährlich seien. Meine Antwort lautet: Völlig unbedenklich! Mit der Zeit stellt sich in der Mundhöhle eine gute ausbalancierte Mundflora ein und peu à peu kommt es im gesamten Verdauungstrakt zu einem optimalen Gleichgewicht der Bakterien untereinander. Ein bestehender Blähbauch verschwindet und wie auf wundersame Weise stellt sich ein erholsamer Schlaf ein.

Leinöl (Leinsamenöl) enthält größtenteils ungesättigte Fettsäuren und hat insbesondere einen hohen Anteil an der Omega-3-Fettsäure.

Nach acht Wochen erster Erfolg sichtbar

Nach acht Wochen kommt Jean erneut in die Sprechstunde und berichtet mir stolz, dass sein Zahnfleisch nach dem Zähneputzen nicht mehr blutet. Das war für mich das Zeichen: Wir sind auf dem richtigen Weg. Das Schüßler-Salz Nr. 4 Kalium chloratum wird nun in der D12 mit zweimal täglich eine Tablette rezeptiert und die Regulatpro® Dent-Anwendung wird unverändert fortgeführt. Nach weiteren zwölf Wochen liegt der Kontrollbescheid vom Zahnarzt vor. Er findet eine abklingende Parodontose und das Zahnfleisch sei nicht mehr schwammig. Was ihn völlig überraschte war die Tatsache, dass die beiden Zähne wieder stabil im Kiefer stehen und nicht mehr wackeln. Interessanterweise findet sich auch kein Zungenbelag mehr bei Jean am Morgen. Somit ist für mich das Schüßler-Mittel zu pausieren. Regulatpro® Dent hingegen wird weitergeführt. Nach weiteren zwölf Wochen kommt der erneute Bericht vom zahnärztlichen Kollegen: Vitales Zahnfleisch – starke Zähne – gesunder Zahnhals. Das nennt man echte Regulationstherapie. Ich kann nur jeden ganzheitlichen Zahnarzt dazu auffordern seine eigenen Erfahrungen mit Schüßler-Salzen und dem Enzympräparat zu machen.

Säugling mit Mundsoor

Schauen wir uns gleich den nächsten Fall eines acht Monate alten Säuglings an. Max hatte bisher schon zweimal einen Mundsoor, der beide Male mit einem herkömmlichen Pilzmittel (Antimykotikum) behandelt wurde. Der Erreger für solch einen Soor ist ein Hefepilz mit dem Namen Candida albicans, der sowohl die Haut als auch die Schleimhäute befallen kann. Gerade während der ersten Lebensmonate ist das Abwehrsystem der Säuglinge noch nicht vollständig ausgebildet. Über die Muttermilch bekommen sie die notwendigen Abwehrzellen übertragen, vorausgesetzt das Immunsystem der Mutter ist 100-prozentig in

Takt. Auf Nachfrage bestätigt mir die Mutter, dass sie immer wieder mal einen Vaginalpilz in der Vergangenheit hatte.

Für mich als Ganzheitsmediziner ein Zeichen, sowohl den Säugling als auch die Mutter zu behandeln. Das wichtigste Mittel bei einer Soorinfektion in der Homöopathie ist Borax (Natriumtetraborat). Ich gebe es in der D8 mit dreimal fünf Globuli vor dem Essen und ein Probiotikum für Säuglinge mit Lactobazillen (z. B. BactoFlor® für Kinder). Damit züchten wir die fehlenden Milchsäurebakterien heran, denn diese sind die natürlichen Gegenspieler zu den Pilzen. Man gibt in der Regel morgens und abends eine Messerspitze des Pulvers über Monate dem Kind direkt in den Mund. Damit die gestörten Regulationsprozesse wieder in Gang kommen setze ich als dritte Komponente Regulatpro® Dent mit zweimal einen halben Teelöffel bei Max ein.

Bei der Inspektion der Zunge seiner Mutter finde ich einen dicken weißen Belag (kein Soor!). Sie bekommt das Schüßler-Salz Nr. 4 Kalium chloratum D6 mit dreimal einer Tablette vor dem Essen verordnet und dreimal täglich einen Esslöffel Regulatpro® Dent für mindestens zwölf Wochen empfohlen. Eine erneute Konsultation acht Wochen später erbrachte keinen Soor-Rückfall bei Max. Auch die Mutter hatte keinen Zungenbelag mehr und fühlte sich insgesamt wesentlich leistungsfähiger als zuvor.

Eine gynäkologische Kontrolle nach zwölf Wochen ergab auch bei ihr den erfreulichen Befund, dass sie im Moment unter keiner Vaginalmykose mehr leidet. Sie sehen in diesem Fall wie wichtig gerade der Ingwer mit seiner erwärmenden Eigenschaft bei solchen Erkrankungen der Schleimhäute des Magen-Darm-Traktes ist. In der Nachbetrachtung kann nun festgehalten werden, dass Max auch in den nächsten zwei Jahren keine Soorinfektion mehr bekam. Die Eltern waren sehr glücklich über diesen sehr guten Verlauf.

Druckstellen im Unterkiefer

Zum Schluss noch einen Praxisfall einer 83-jährigen Prothesenträgerin namens Olga. Diese hatte immer wieder sehr starke Druckstellen im Unterkiefer. Der behandelnde Zahnarzt konnte jedoch keine Unebenheit an der Prothese finden. So kam sie eines Tages in meine Ordination. Schon beim Blick in den Mund offenbarte sich ein gelber Zungenbelag neben entzündeten Stellen des Zahnfleisches. In solchen Fällen nimmt man statt der Nr. 4 die Nr. 6 Kalium sulfuricum D6 mit dreimal täglich einer Tablette. Auch hier bewährte sich das Enzympräparat mit Cranberry und Ingwer. Dieses sollte sie zweimal täglich mindestens eine Minute im Mund behalten und dann schlucken. Nach sechs Wochen waren die seit mehr als einem Vierteljahr bestehenden Beschwerden restlos abgeklungen. Der Zungenbelag änderte sich in dieser Zeit von gelb nach weiß. Somit bekommt Olga neben dem Regulatpro® Dent das Schüßler-Salz Nr. 4 Kalium chloratum D6 mit dreimal täglich einer Tablette als Folgemittel verordnet, da das Immunsystem noch nicht vollständig im Gleichgewicht bei dieser Patientin war. Die Kontrolle acht Wochen später erbrachte folgenden Zustand: Zunge hat keinen Belag mehr. Zahnfleisch weiterhin beschwerdefrei. Sie soll das Schüßler-Salz beenden, jedoch noch für sechs Wochen das Enzympräparat weiter anwenden. Rückblickend können wir feststellen, dass die Patientin in den nächsten zwei Jahren von irgendwelchen Entzündungen am Zahnfleisch verschont blieb.

Ich hoffe ich konnte Ihnen einen tiefen Einblick in die Welt der Enzyme geben und kann jeden nur dazu ermutigen selber aktiv zu werden zum Wohle seiner eigenen Gesundheit oder derer seiner Lieben.

Kurzcharakteristik der 12 Schüßler-Salze

Die Idee der zwölf potenzierten Mineralsalzverbindungen stammte einst von dem Oldenburger Arzt und Geburtshelfer Dr. med. Wilhelm Heinrich Schüßler (1821 – 1898). Daher tragen sie zu Ehren Schüßlers heute noch seinen Namen. Die praktische Durchnummerierung geht auf clevere Apotheker zurück, da sich der einfache Laie mitunter sehr schwer die lateinischen Namen der Mineralsalze und deren Potenzangabe merken konnte. Heute sind in jeder Apotheke in Europa und in weiten Teilen der übrigen Kontinente diese Mineralsalztabletten nach Dr. Schüßler erhältlich.

In den vorherigen Fallbeispielen dieses Buches tauchen immer wieder Schüßler-Salze auf. Für manchen Leser sind sie unbekannt. Aus diesem Grunde haben sich Autor und Verlag entschlossen, Ihnen an dieser Stelle eine kleine Einführung in die Schüßler-Salz-Lehre mit auf den Weg zu geben. Und im Praxisalltag hat sich immer wieder bestätigt, dass neues Wissen sich an konkreten Fallbeispielen viel besser einprägen lässt als in Stichworten.

Aus diesem Grund haben wir uns dafür entschieden, Ihnen die zwölf potenzierten Mineralsalzverbindungen exemplarisch darzustellen. Wählt man das Schüssler-Salz gezielt aus, so sind die Heilreaktionen wesentlich besser als wenn alle zwölf Salze auf einmal gegeben worden wären.

Bei der Mittelwahl hat sich seit vielen Jahrzehnten bewährt den Zungenbelag, soweit vorhanden, zu berücksichtigen.

Hier ein bewährter Einstieg für den Anfänger und eine kleine Wiederholung für den Routinier.

Übersicht der 12 Schüßler-Salze

Schüßler-Salz	Zungenbelag	Charakteristikum
Nr. 1 **Calcium fluoratum** D12	brauner, teils borkiger Belag; Zunge trocken, oft mit Rissen	„Hart- & Weichmacherfunktion" z. B. bei: Überbein, Grützbeutel, Krampfadern, Hämorrhoiden. Wärme bessert, Ruhe und Kälte verschlimmern.
Nr. 2 **Calcium phosphoricum** D6	dick, weiß, oftmals süßlicher Geschmack	Das biochemische Kräftigungsmittel par excellence. Häufigstes Mineralsalz im menschlichen Organismus. Sehr bewährt bei Lymphknotenschwellungen sowohl bei akuter und chronischer Natur.
Nr. 3 **Ferrum phosphoricum** D12	kein	1. Entzündungsstadium. Plötzlich auftretende Beschwerden jedweder Art. Kälte oder kalte Anwendungen bessern.
Nr. 4 **Kalium chloratum** D6	weiß bis weißgrau	2. Entzündungsstadium. Gute Kombination mit der Nr. 3 Ferrum phosphoricum D12 im Anfangsstadium. Bei allen Erkrankungen, die akut auftreten oder sich chronifiziert haben und durch Wärme besser werden.
Nr. 5 **Kalium phosphoricum** D6	senffarbener, stinkender Mundgeruch	Patient psychisch sehr belastet. Temperaturen über 39 °C.
Nr. 6 **Kalium sulfuricum** D6	gelblich schleimig	3. Entzündungsstadium. Das „Lebermittel". Bei chronischer Müdigkeit und Erschöpfung angezeigt.

Schüßler-Salz	Zungenbelag	Charakteristikum
Nr. 7 **Magnesium phosphoricum** D6	kein	Hauptentkrampfungs- und Schmerzmittel. Durch Wärme besser. Krämpfe der Muskeln, auch des Verdauungstraktes, bei Gallen- und Nierenkoliken, Menstruationsbeschwerden.
Nr. 8 **Natrium chloratum** D6	kein	Reguliert den „Wasserhaushalt". Bei Durchfall und Verstopfung oft das Mittel der Wahl.
Nr. 9 **Natrium phosphoricum** D6	weißlich gelb belegt	Wirkt einer Übersäuerung entgegen. Akne und Hautentzündungen aller Art, fettige Haare, Gicht und Rheuma
Nr. 10 **Natrium sulfuricum** D6	bräunlich-grün, bitterer Geschmack	Das „Zaubersalz" der alten Heiler, genannt auch Glaubersalz. Reinigt nicht nur den Darm, sondern alle Körperzellen.
Nr. 11 **Silicea** D12	bräunlich, schleimig, geschwürig, oft trockener Belag	Patient friert oft und braucht es immer warm. Eiterprozesse jedweder Art, auch an der Zahnwurzel.
Nr. 12 **Calcium sulfuricum** D6	gelber, lehmfarbiger Belag	Eiterungsprozesse, welche sich durch kühle Anwendungen bessern. (Nicht bei Zahnvereiterungen anwenden!)

Dosierungsempfehlung: Die Mineralsalzverbindungen nach Schüßler gibt es in drei verschiedenen Darreichungsformen: Tabletten, Globuli (= Streukörnchen) oder als Dilution (Tropfen). Davon gibt man im akuten Geschehen anfangs 1/4 bis 1/2 stündlich eine Tablette, 5 Globuli oder 5 Tropfen. Bei Besserung werden die Abstände erweitert. Später gibt man zur Stabilisierung noch drei bis fünf Tage dreimal täglich das Mittel. Beim chronischen Geschehen reicht es aus, das Mittel zwei bis viermal täglich eine Tablette, 5 Globuli oder 5 Tropfen, am besten immer vor dem Essen, zu geben.

Stichwortverzeichnis

Anhang

Quellen und weiterführende Literatur

Peter Emmrich: **Das 1×1 der Knospenmedizin**, Weg zur Gesundheit Verlag, 2016

Peter Emmrich: **Schüßler-Sprechstunde**, Deutscher Apotheker Verlag, 2016

Peter Emmrich: **Antlitzdiagnostik – Eine Einführung in die biochemische Heilweise nach Dr. Schüßler**, Jungjohann Verlag, 10. Auflage 2015

Peter Emmrich: **Gesund und fit durch Heilpflanzensäfte**, Natura viva Verlag, 2016

Peter Emmrich: **Homöopathische Mittel für zuhause und auf Reisen**, Jungjohann Verlag, 2017

Peter Emmrich: **Mit der ganzen Kraft der Naturheilkunde**, Weg zur Gesundheit Verlag, 2017

Gerd Herold: **Innere Medizin 2013**, Gerd Herold Verlag, 2013

Heinz Schilcher / Ralf Hiemer: **Ingwer Gesundheit & Genuss**, Hädecke Verlag, 2008

Heinz Schilcher / Susanne Kammerer: **Leitfaden Phytotherapie**, Urban & Fischer, 2003

Bildnachweis

Titel, S. 26: Dr. Niedermaier Pharma GmbH / fotolia; S. 12, 28: SanumTEC GmbH, S. 27: Dr. Niedermaier Pharma GmbH, S. 14: wzgverlag; S. 18, 21, 22, 25, 30, 31, 32, 3x3, 35, 47, 83, 84, 97, 98, 106: shutterstock; S. 36: China-FotoPress/Getty Images; S. 41: Antoine Nebel; S. 44: Isidre Blanc; S. 48: Rainer Hässner; S. 49, 57: H. Zell; S. 50: Rhäßner; S. 53: DGK; S. 54: Heepen; S. 59: Ardeypharm; S. 62: nidafoto-fotolia; S. 69: Adrian Michael; S. 70: Köhler; S. 71 o.: J. M. Garg; S. 71 u.: Laitche; S. 72: Kenpei; S. 74: Antti Vähä-Sipilä; S. 76: Orthomol Arthroplus; S. 78: fotolia; S. 94: TK, S. 99: Frank C. Müller; S. 101: Grevembrock; S. 103: Eibe; S. 125: Peter Emmrich.

Der Autor

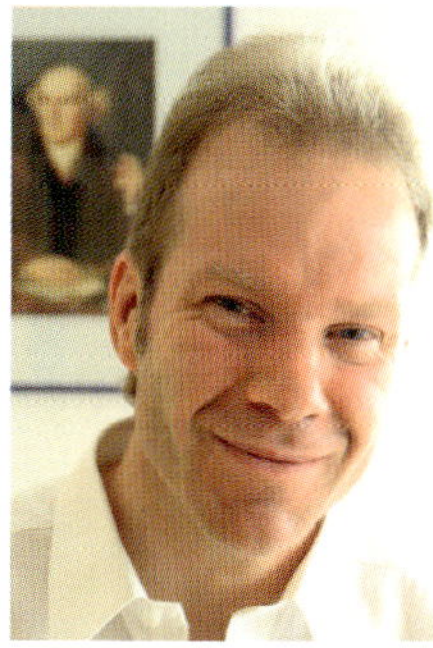

Peter Emmrich M. A., geboren 1963, ist Diplom Biologe und Chemiker, Facharzt für Allgemeinmedizin mit den Zusatzbezeichnungen Homöopathie, Naturheilverfahren, Akupunktur, manuelle Medizin, Sportmedizin und Palliativmedizin sowie dem Abschluss „Biologische Medizin“ der WHO-Universität Mailand. Er schloss sein Biologie- und Chemiestudium an der Universität Ulm mit dem Diplom ab und studierte anschließend an den Universitäten Ulm und Heidelberg Medizin. Seinen Master of Arts (M. A.) für Komplementärmedizin und Kulturwissenschaften erwarb Peter Emmrich im September 2016 an der Europa-Universität Viadrina in Frankfurt an der Oder.

Er führt in Pforzheim eine Hausarztpraxis, hat einen Lehrauftrag für Allgemeinmedizin an der Universität Tübingen und leitet dort auch die Homöopathie-Ausbildung für Medizinstudenten. Einem breiten Publikum bekannt wurde Peter Emmrich als Autor verschiedener Bücher (Antlitzdiagnostik, Die 12 Schüßler-Salze, Schüßler-Sprechstunde, Gesund und fit durch Heilpflanzensäfte, Das 1 × 1 der Knospenmedizin, Mit der ganzen Kraft der Naturheilkunde) und zahlreicher Beiträge zu den verschiedensten naturheilkundlichen Themen im „Naturarzt“, der „PTA heute“ und „Weg zur Gesundheit“. Er ist erster Vorsitzender des größten deutschen Naturheilvereins in Pforzheim, Präsident des Europäischen Naturheilbundes, Vizepräsident des ZAEN und Vorsitzender des Berufsverbandes homöopathischer Ärztinnen und Ärzte Baden-Württemberg im Deutschen Zentralverein homöopathischer Ärzte. Peter Emmrich hält bundesweit und international Vorträge und leitet Fachfortbildungen. Darüber hinaus ist er als Fachgutachter bei der Bezirksärztekammer Nordbaden als auch bei der Landesärztekammer Baden-Württemberg tätig.

Bücher von Peter Emmrich

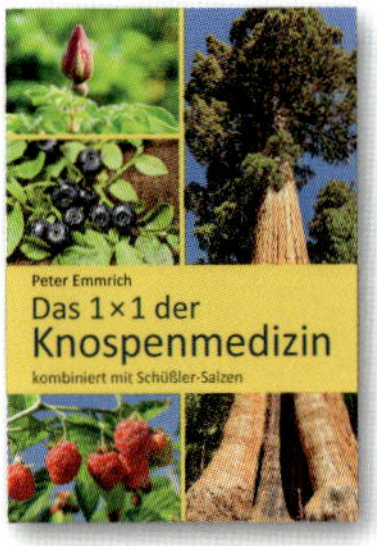

Peter Emmrich

Das 1×1 der Knospenmedizin

kombiniert mit Schüßler-Salzen

Fallbeispiele aus der Allgemeinarztpraxis

Broschur, 14,8 × 21 cm, 96 Seiten

7,50 €

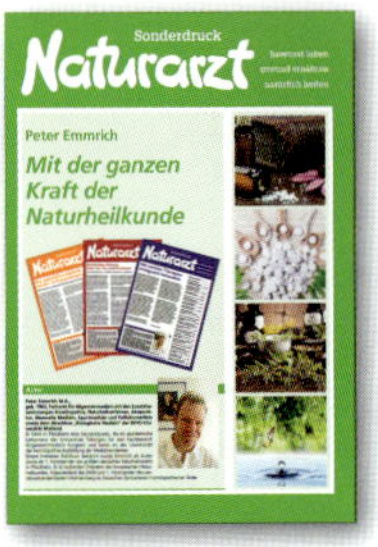

Peter Emmrich

Mit der ganzen Kraft der Naturheilkunde

Naturarzt Sonderdrucke 1-3 als Sammelband

Der Sammelband im großen Format 21 cm × 29,7 cm
hat einen Umfang von 104 Seiten

19,80 €

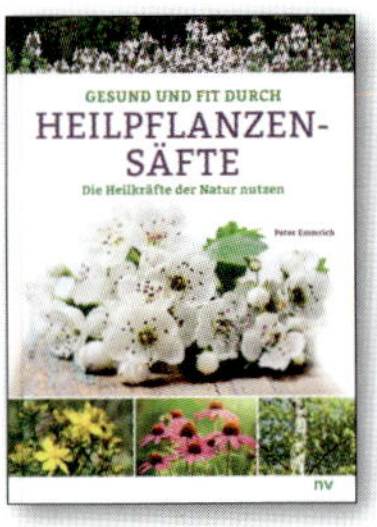

Peter Emmrich

Gesund und fit durch
Heilpflanzen-Säfte

Die Heilkraft der Natur nutzen

2015, Natura Viva Verlags GmbH,
Gebunden, 16,9 × 22,7 cm, 112 Seiten

14,95 €

Aus unserem Verlagsprogramm

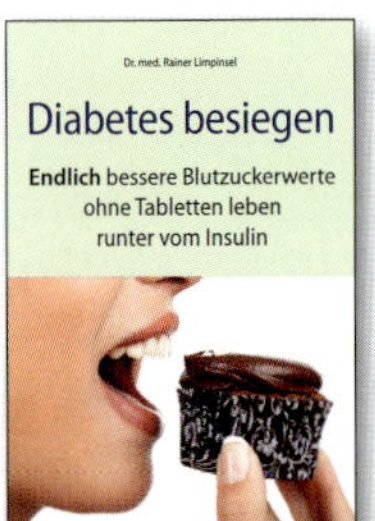

Dr. med. Rainer Limpinsel

Diabetes besiegen

Endlich bessere Blutzuckerwerte,
ohne Tabletten leben, runter vom Insulin

Broschur, 14,8 × 21 cm, 28 Seiten

3,90 €

Erhältlich beim wzgverlag **Tel. 02133 22 78 67, www.wzgverlag.de**

Bücher von Peter Emmrich

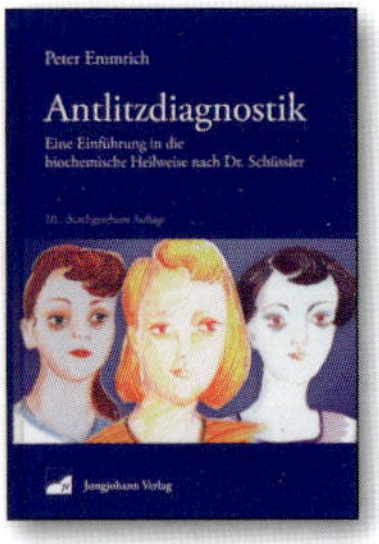

Peter Emmrich

Antlitzdiagnostik

Eine Einführung in die
biochemische Heilweise nach Dr. Schüssler

10. durchgesehene Auflage 2015, Jungjohann Verlag

Gebunden, 15 × 21,3 cm, 132 Seiten

9,95 €

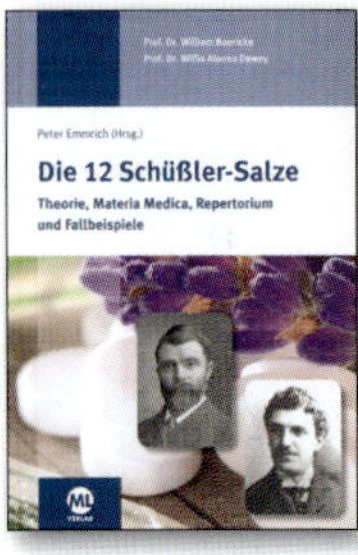

Prof. Dr. William Boericke, Prof. Dr. Willis Alonso
Dewey, Peter Emmrich (Hrsg.)

Die 12 Schüßler-Salze

Theorie, Materia Medica, Repertorium und Fallbeispiele

2. Auflage 2015, ML-Verlag

Gebunden, 17,5 × 24,5 cm, 512 Seiten

69,95 €

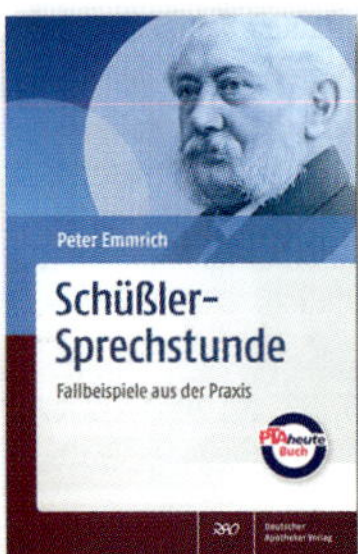

Peter Emmrich

Schüßler-Sprechstunde

Fallbeispiele aus der Praxis

2016, Deutscher Apotheker Verlag

Broschur, 15,2 × 23 cm, 212 Seiten

19,80 €

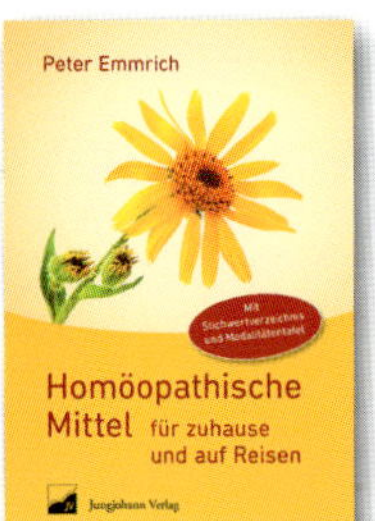

Peter Emmrich

Homöopathische Mittel

für zuhause und auf Reisen

Gebunden, 15,3 × 21,6 cm, 84 Seiten

9,99 €

als Mini-Broschur, 9,5 × 14,5 cm, 60 Seiten, 3,99 €

Erhältlich beim wzgverlag **Tel. 02133 22 78 67, www.wzgverlag.de**